主编／戴鹏　肖俊　陈琳

参编／魏冀　岳萍　郭凯　廖兴江　马慧　胡华碧　张芙蓉　刘鸿

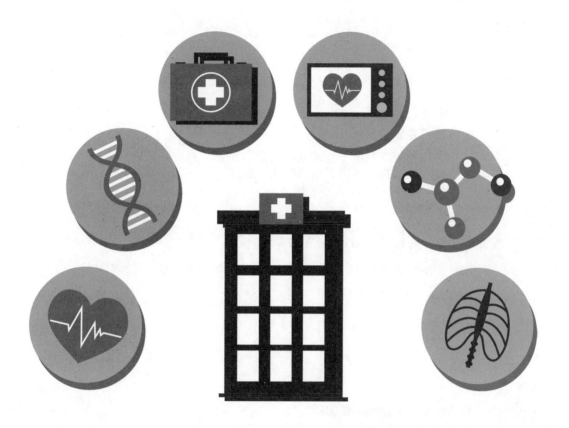

医用物理学及电子技术基础实验

YIYONG WULIXUE JI DIANZIJISHU JICHU SHIYAN

 四川大学出版社

责任编辑：梁　平
责任校对：赵志伟
封面设计：璞信文化
责任印制：王　炜

图书在版编目（CIP）数据

医用物理学及电子技术基础实验／戴鹏，肖俊，陈琳
主编．—成都：四川大学出版社，2017.7（2025.1重印）
　ISBN 978－7－5690－0864－7

　Ⅰ．①医…　Ⅱ．①戴…　②肖…　③陈…　Ⅲ．①医用物
理学－实验－医学院校－教材②医用电子学－实验－医学
院校－教材　Ⅳ．①R312-33

　中国版本图书馆 CIP 数据核字（2017）第 158844 号

书　名	**医用物理学及电子技术基础实验**
主　编	戴　鹏　肖　俊　陈　琳
出　版	四川大学出版社
地　址	成都市一环路南一段24号（610065）
发　行	四川大学出版社
书　号	ISBN 978－7－5690－0864－7
印　刷	四川五洲彩印有限责任公司
成品尺寸	185 mm×260 mm
印　张	11.25
字　数	288千字
版　次	2017年7月第1版
印　次	2025年1月第9次印刷
定　价	30.00元

◆ 读者邮购本书，请与本社发行科联系。
　电话：(028)85408408/ (028)85401670/
　(028)85408023　邮政编码：610065

◆ 本社图书如有印装质量问题，请
　寄回出版社调换。

◆ 网址：http://press.scu.edu.cn

前　言

　　医用物理学及电子技术基础是高等医学院校学生的基础课，物理学实验及电子技术基础实验是医用物理学及电子技术基础课的重要组成部分，是理论课无法替代的，它可使学生在如何运用理论知识、实验方法和实验技能解决科学技术问题方面得到必要的基本训练。

　　本书根据学校的发展需要，结合贵州医科大学各学科、各专业《医用物理学》《电子技术基础》教学大纲的要求，结合实验仪器设备的更新，经过各位编者的认真讨论，充分酝酿，审定了全部内容，并最终定稿。本书编入17个物理学实验和12个电子技术基础实验，可供高等医学院校临床、预防、医检、口腔、法医、药学、影像、生物技术、医学实验技术和生物医学工程等专业使用。

　　此次编写，得到了贵州医科大学生物与工程学院物理教研室前辈们的悉心指导，并参考了其他院校许多同行编写的书籍和材料，再次表示衷心的感谢。虽然各位编者花了大量的时间和精力，内容也经过充分的讨论，但仍不可避免地存在这样那样的缺点，殷切希望同行专家以及使用本教材的师生们提出宝贵的意见，以使本教材更适合各专业的教学实际，在医学教育中发挥其应有的作用。

编　者

2017 年 5 月于贵州医科大学

目　　录

绪　　论

一、物理实验的地位和任务

物理学从本质上说是一门实验科学，物理规律的发现和理论的建立，都必须以严格的实验为基础，并受到实验的检验。例如：物质波的假设，通过电子束的衍射得到证实；麦克斯韦的电磁场理论，经赫兹的电磁波实验得到了普遍承认。近代物理学的重大发现和发展，无一不是在复杂、精密、庞大的实验基础上取得的。因此，物理学的发展是在实验和理论两方面互相推动和密切结合下实现的。

物理学是医学、药学各专业的基础学科之一。物理学的理论、方法和技术对医药学科的发展起过重大作用。现代物理学的理论、方法和先进技术正在为医学、药学的进一步发展和提高提供更加强有力的支持。

物理实验是物理课程的重要组成部分，在学习物理时，要正确地处理理论课和实验课的关系，二者不可偏废。

医学院校的物理实验，是学生进入大学后学习实验技术、接受系统的实验技能训练的开端，是实践能力培养的重要手段，也是后继课程实验的基础。因此，物理实验课教学的任务是：

1. 培养并逐步提高学生观察和分析实验现象的能力以及理论联系实际的独立工作能力，通过对实验现象的观察、测量和分析，加深对物理学的概念、规律和理论的理解。

2. 在物理实验的基本知识、实验方法和实验技能等方面对学生进行基本的培养和训练。例如：掌握基本的误差理论、有效数字及其运算；掌握一些基本物理量的测量原理和方法；熟悉常用仪器的基本原理、性能和使用方法；正确记录、处理实验数据；分析判断实验结果，写出比较完整的实验报告。

3. 培养学生严肃认真的工作作风、实事求是的科学态度和爱护国家财产、遵守纪律的良好品德。

以上三项任务，是物理学理论课不能代替的，因此，除努力学好理论知识外，还必须认真学好物理实验课。

二、物理实验课的基本程序

（一）实验前做好预习

为了在有限的时间内，顺利地、高质量地完成实验，学生应当做好实验前的预习。预习时，要完成预习报告，明确本次实验的目的，了解该实验依据的原理和应注意的事项，根据实验要求设计好数据记录表格，供实验时记录数据。指导教师要在课前收齐学生预习报告，并对学生的预习情况进行课堂提问检查。

（二）进行实验

实验操作前，应先熟悉仪器，了解仪器的工作原理和使用方法，然后按实验要求将仪器安装调整好。经指导教师检查后，方可进行实验。

实验过程中，必须认真操作，测量数据时要特别仔细，以保证读数准确。因为实验数据的优劣，往往决定实验的成败，每次测量后，要将数据及时准确地记录在数据表格上，或有规律地排列记录在记录纸上，并注意实验数据的有效数字位数。若实验结果与温度、湿度或气压有关时，还要记下实验时的温度、空气湿度或大气压强。实验中获得的这份"原始记录"是作实验报告的依据，要求用钢笔或水性笔记录数据，原始数据不得改动，更不能伪造，要养成实事求是的科学作风。最后，实验数据还应交指导教师审查、签字认可。原始记录要贴到实验报告的后面作为附件，没有原始记录的实验报告不能得分。

实验进行中，若发现仪器出现故障或其他异常情况，应立即停止实验（若是电学实验，要立即切断电源），并报告指导教师。实验完毕，整理还原实验仪器，在实验登记表上签名，并请指导教师检查后，方可离开实验室。每次实验完毕，由实验组长安排，留2~3人打扫实验室清洁。

（三）完成实验报告

实验报告是实验工作的全面总结，要用简明的形式将实验结果完整、真实地反映出来。撰写报告，要求文字通顺、字迹工整、图表规范、结果正确、分析讨论认真。实验报告的内容主要包括：

1. 实验名称；
2. 实验目的；
3. 主要仪器；
4. 原理简述（依据的原理及相关计算公式）；
5. 实验记录与数据处理（包括以原始记录为依据的正规实验数据记录、实验中观察到的现象、计算结果或作图、误差的计算、用文字表述的实验结论等）；
6. 误差分析与讨论。

写实验报告要求用统一印制的实验、实习报告纸或实验报告册，每人完成一份，并按规定时间交指导教师评阅。

第一部分　物理实验基本知识

一、测量和误差

（一）测量

物理实验离不开对物理量的测量。测量是以确定待测对象的量值为目的的一系列操作。为了进行测量，必须规定一些物理量的标准单位，如质量单位千克、长度单位米、时间单位秒、电流强度单位安培等。一般情况下，测量过程就是将待测量与被选作标准单位的同类物理量进行比较从而确定待测量是标准单位的倍数的过程。通过测量，才能对客观事物获得数量的把握，经过分析和归纳，总结出一般规律。

测量的种类很多，根据获得测量结果的方法不同分为直接测量和间接测量。在测量中，待测量的值可以从仪器或仪表上直接读出的这类测量，称为直接测量，相应的物理量为直接测得量。例如米尺测长度，天平称质量，秒表测时间，等等。间接测量则是指需要将一个或几个直接测得量，通过特定的函数关系计算出被测量量值的测量，相应的物理量称为间接测得量。例如：测量钢球的密度时，可先用游标卡尺测出球的直径 d，再用天平称出球的质量 m，借助公式 $\rho = \dfrac{m}{V} = \dfrac{m}{\dfrac{4}{3}\pi\left(\dfrac{1}{2}d\right)^3} = \dfrac{6m}{\pi d^3}$，从而得出钢球的密度。

根据待测量的实际情况，又可把测量分为单次测量和多次测量。有的待测量一次测量即可获得较好的测量结果，或具体情况不易或不能进行多次测量，测量只进行一次，称为单次测量。有的待测量一次测量不能获得较好的测量结果，需要进行几次、几十次或更多次，称为多次测量。多次测量通常用相同的仪器在相同条件下进行，称为"等精度测量"，以便对测量数据进行科学的分析从而得到较好的测量结果。

（二）误差

1. 误差的定义、误差公理。

待测物理量在一定条件下客观存在的真实数值称为真值。量的真值是一个理想的概念，它是客观存在的，但一般说来，任何测量都不可能测得真值。为了使用上的需要，有些情况下，可以把高一级标准器测得的结果作为用低一级标准器测量所得测量值的相对真值。此外，还有计量学约定真值，如国际计量大会决议的七个基本物理量值。在测量某一物理常数时，该常数的标准值（公认值）或理论值常作为理论真值。

测量的目的就是要力图得到真值，但在测量过程中，由于任何实验仪器、测量方法都不可能绝对严密，或受测量人员观察能力的局限性、环境的不稳定性或测量理论的近似性等因素的影响，测量值总是真值的近似值。测量值与真值之间的差异称为误差，即：误差

=测量值−真值。若用 X 表示测量值，X_0 表示真值，ΔX 表示误差，则为：

$$\Delta X = X - X_0 \tag{1}$$

实践证明，不论实验者操作多么细心，使用的仪器多么精密，实验条件多么完善，测量结果都必然包含着误差。这一事实已为从事科学实验的人们所公认，并总结为误差公理：实验结果都具有误差，误差自始至终存在于一切科学实验过程中。

2. 误差的分类。

误差的产生有多方面的原因。根据误差的性质及产生的原因，可将误差分为系统误差、随机误差和过失误差三类。

（1）系统误差。在同一条件下，多次测量同一量值时，误差的绝对值和符号保持不变，或在条件改变时，按一定规律变化的误差，称为系统误差，也叫恒定误差。它的特征是其具有确定性。系统误差的产生有多种原因。

①设备误差：用来进行直接测量或间接测量的仪器、仪表本身具有误差（天平不等臂、仪表刻度不准等等）；作为标准器具的标准砝码、标准电池、标准电阻等本身含有误差；测量附件引入的误差，如电测量中的转换开关、电源连接导线等。

仪器误差是仪器设计和制作时引入的误差，一般由制造厂商或计量部门给出，通常在仪器的铭牌上标明或在说明书上写明。读数误差是由观测者读数引入的误差。读数误差与仪器的刻度和观测者的分辨能力都有关，例如图 1 所示的毫安表，分度值是 1 mA，若观测者能分辨分度值的 1/10，则读数误差是 0.1 mA。实际上在仪器设计时，分度和表盘的设计总是与仪器误差相适应的。仪器精度越高，刻度越细越密；有的还采用在刻度盘上加镜子的办法防止观察的偏差，有的采用光学放大或机械放大办法来提高读数的分辨率。因此只要正确地仔细读数，一般可以忽略读数误差而只用仪器误差作为测量结果的误差（原则上，仪器误差和读数误差是相互独立的，测量结果的误差应为两者之和）。由此可见，学会正确使用仪器，注重实验能力的提高是很重要的。

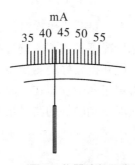

图 1　仪器读数示意图

研究和确定某种仪器的仪器误差是专业性很强的工作，在基础物理实验中通常把仪器的示值误差限或基本误差限取作仪器误差。例如最小分度为 0.02 mm 的游标卡尺，其示值误差为 0.02 mm；最小分度为 0.01 mm 的螺旋测微计，其示值误差为 0.004 mm；量程为 5 V 的 0.5 级电压表，其基本误差限为 5 V×0.5％＝0.025 V。

下面列出一些常用仪器的仪器误差（后面的实验中要用到）。

米尺：最小分度 1 mm，仪器误差取 0.5 mm（最小分度之半）。

游标卡尺：取游标最小分度值（或称游标卡尺精度）。

螺旋测微计：一般取 0.004 mm。

电子秒表：显示到 0.01 s，取 0.01 s。

温度计：取分度值。

比重计：取分度值。

②方法误差：实验所依据的理论和方法的近似性所引起的误差，或实验条件不能达到理论公式所规定的要求引起的误差等。

③人员误差：测量者生理上的最小分辨力的限制、感觉器官的生理变化、反应速度和固有习惯等引起的读数误差。如用秒表计时，有人常失之过长，有人常失之过短。

系统误差表现出恒偏大、恒偏小或周期性的特点。增加测量次数不能减少系统误差，只能从方法、理论、仪器等方面的改进与修正来实现。具体的消除方法，这里不作详细讨论，可参考有关实验误差的专著。

（2）随机误差。在同样的条件下，多次测量同一量时，误差的绝对值和符号的变化时大时小、时正时负，没有确定的规律，这种随机变化的误差，称为随机误差或偶然误差。

随机误差的来源是人员、环境等不可预测的偶然因素。随机误差的特征是其随机性，即每次测量值比真值偏大或偏小是完全不确定的。但是，它服从一定的统计规律，在相同条件下，对于同一待测量的测量次数足够多时，正负误差出现的概率是相等的；而且误差较小的测量值比误差较大的测量值出现的概率大，绝对值很大的误差出现的概率趋于零；当测量次数趋于无限多时，随机误差的代数和趋向于零。因此，增加测量次数，可以减小随机误差。

（3）过失误差。明显歪曲测量结果的误差称为过失误差，也叫粗差。如测错、读错、记错；实验状况未达到预想的要求而匆忙实验；粗心大意，违反操作规程等都会带来过失误差。含有过失误差的测量值称为坏值或异常值，应当从测量结果中剔除。所以，进行误差分析时，要估计的误差只有系统误差与随机误差两类。

3. 测量的精度。

反映测量结果与真值接近程度的量称为精度，精度高的实验，其误差小。精度又可细分为：精密度，反映随机误差的大小和分布情况；准确度，反映系统误差大小的程度；精确度，反映系统误差与随机误差合成大小的程度。因此，精确度又简称精度。精度在数量上可用相对误差表示，如相对误差为 0.01%，可笼统地说其精度为 10^{-4}；若纯属随机误差引起，则说其精密度为 10^{-4}；若是由系统误差与随机误差共同引起的，则说其精确度为 10^{-4}。

对于具体的测量，精密度高的其准确度不一定高，准确度高的其精密度也不一定高，但精确度高，则精密度和准确度均高，即系统误差和随机误差都小，如图 2 所示。

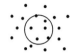
(a)系统误差小，随机误差大，准确度高，精密度低

(b)系统误差大，随机误差小，准确度低，精密度高

(c)系统误差小，随机误差小，准确度高，精密度高

图2　准确度、精密度与精确度示意图

（三）直接测量结果及其随机误差的估计

根据误差公理，真值无法精确得到，因此误差不仅不能完全避免也不能完全确定，误差只能通过一定的方法加以估计。在下面的讨论中，我们假定系统误差和过失误差已经消除或修正，只剩下随机误差。

1. 多次直接测量的算术平均值及误差。

由于随机误差具有抵偿性，即多次测量的平均值的随机误差比单次测量值的随机误差小，这种性质称为抵偿性。所以，为了减小随机误差，在可能的情况下，总是采用多次测量，以其算术平均值作为测量的结果。如果在相同条件下，对某物理量 X 进行了 n 次等精度重复测量，其测得值分别为：X_1，X_2，X_3，$\cdots$，X_n，用 $\overline{X}$ 表示平均值，则：

$$\overline{X} = \frac{1}{n}(X_1 + X_2 + X_3 \cdots + X_n) = \frac{1}{n}\sum_{i=1}^{n} X_i \qquad (2)$$

根据误差的统计理论，算术平均值 $\overline{X}$ 最接近于真值，称为测量的最佳值或近真值，当测量次数无限增加时，算术平均值将无限接近于真值。

根据式（1）误差的定义，由于真值不能确定，所以误差也只能估计，随机误差的估计方法有多种，下面介绍常用的算术平均偏差。

设各测量值 X_i 与算术平均值 $\overline{X}$ 的偏差为 ΔX_i，$i = 1$，2，3，$\cdots$，n，则各次测量的偏差分别为：

$$\Delta X_1 = X_1 - \overline{X}，\quad \Delta X_2 = X_2 - \overline{X}，\quad \cdots，\quad \Delta X_n = X_n - \overline{X}$$

将上述各次测量的偏差分别取绝对值求它们的平均值：

$$\Delta X = \frac{1}{n}(|\Delta X_1| + |\Delta X_2| + \cdots + |\Delta X_n|) = \frac{1}{n}\sum_{i=1}^{n}|\Delta X_i| \qquad (3)$$

式中，ΔX 叫做算术平均偏差。

应当注意的是，误差和偏差是有区别的。误差是测量值与真值之差，偏差是测量值与平均值之差。当测量次数很多时，算术平均值 $\overline{X}$ 最接近于真值，各次测量值与 $\overline{X}$ 的偏差也就很接近于它们与真值的误差。因此，使用中，常可不必区分偏差与误差的细微差别，而将算术平均偏差称为算术平均误差。这样，测量结果就可以表示为：

$$X = \overline{X} \pm \Delta X \qquad (4)$$

其中 X 是测量值，$\overline{X}$ 是多次测量的算术平均值，也就是最佳测定值或近真值，ΔX 为算术平均误差（也称为平均绝对误差），"±"号表示每次测量值可能比 $\overline{X}$ 大一些，也可能比 $\overline{X}$ 小一些。测量结果的这种表达式的含义是：被测量的真值一般不会落在区间（$X-\Delta X$，$X+\Delta X$）之外，即可以有相当把握地说，真值是在 $X-\Delta X$ 和 $X+\Delta X$ 之间，但不排除多次测量中会有少部分测量值落在区间（$X-\Delta X$，$X+\Delta X$）以外的可能性。例如，对某一物体长度进行多次测量后，经计算，测量结果表示为：$L_1=\overline{L}_1\pm\Delta L_1=15.50\pm0.04(\text{cm})$，其中近真值 15.50、平均绝对误差 0.04、单位（cm）三者缺一不可。

上式中的 ΔX 是以误差的绝对值来表示测定值的误差，称为平均绝对误差。但为了评价一个测量结果的优劣，还要看待测量本身的大小。为此，引入相对误差的概念，即绝对误差与算术平均值之比。表示为：

$$E=\frac{\Delta X}{\overline{X}} \tag{5}$$

或用百分数表示为：

$$E=\frac{\Delta X}{\overline{X}}\times100\% \tag{6}$$

故又称为百分误差。

例 1　实验测得两个物体的长度分别为 $L_1=\overline{L}_1\pm\Delta L_1=15.50\pm0.04$（cm），$L_2=\overline{L}_2\pm\Delta L_2=1.55\pm0.04$（cm），求其相对误差。

解：$E_1=\dfrac{0.04}{15.50}\times100\%=0.26\%\approx0.3\%$

$E_2=\dfrac{0.04}{1.55}\times100\%=2.6\%\approx3\%$

计算结果表明，两者的绝对误差虽然一样，但相对误差不同，后者是前者的 10 倍。显然，前者的测量要准确得多。因此，一个好的测量结果，要求相对误差要小。

引入相对误差后，测量结果也可以表示为：

$$X=\overline{X}(1\pm E) \tag{7}$$

此外，也常用均方根误差（又叫标准误差）来估计测量值的随机误差，这里不作介绍。对于初学者来说，主要是树立误差的概念和对实验结果进行粗略的、简明的分析，为此，本书采用算术平均误差进行误差分析和计算。

2. 单次直接测量的误差处理。

在实验中，由于条件不许可，或一次测量即可获得较好的测量结果，对某物理量的测量只进行了一次。这时，可根据实际情况，对测定值的误差作合理的估计。一般情况下，将一次测得量作为近真值，将仪器误差作为绝对误差，仍用式（4）表示测量结果。

（四）间接测得量误差的估计

间接测得量是借助某一定律或公式计算出来的，而公式中的直接测得量都含有误差，因此，间接测得量也必然有误差，称为误差传播。由直接测得量的误差通过误差传播公式即可求出间接测得量的误差。

设 N 为间接测得量，而 A，B，C，…为直接测得量，它们之间的函数关系为：
$$N=f(A，B，C\cdots)$$

若各直接测得量可表示为：
$$A=\overline{A}\pm\Delta A，B=\overline{B}\pm\Delta B，C=\overline{C}\pm\Delta C，\cdots$$

将这些直接测得量的结果代入计算公式，便可得到间接测得量的结果：

$$N = \bar{N} \pm \Delta N \qquad\qquad (8)$$

$$E = \frac{\Delta N}{N} \qquad\qquad (9)$$

其中：$\bar{N} = f(\bar{A}, \bar{B}, \bar{C}, \cdots)$ 是间接测得量的算术平均值，ΔN 是间接测得量的算术平均误差。

下面通过几个简单的函数关系式，讨论间接测得量误差的计算。

1. 间接测得量是两个直接测得量的和或差。

设 $$N = A \pm B$$

因为 $$A = \bar{A} \pm \Delta A, \quad B = \bar{B} \pm \Delta B$$

所以 $$N = (\bar{A} \pm \Delta A) \pm (\bar{B} \pm \Delta B)$$
$$= (\bar{A} \pm \bar{B}) \pm (\pm \Delta A \pm \Delta B)$$

显然，$\bar{N} = \bar{A} \pm \bar{B}$，考虑到在最不利的情况下可能出现的最大误差，我们取 $\Delta N = \Delta A + \Delta B$ 作为间接测得量的算术平均误差。由此得到，两量之和或差的绝对误差等于两直接测得量的绝对误差之和。这一结论可以推广到有多个直接测得量的情况。

2. 间接测得量是两个直接测得量的积。

设 $$N = A \cdot B$$

则 $$N = (\bar{A} \pm \Delta A) \cdot (\bar{B} \pm \Delta B)$$
$$= \bar{A} \cdot \bar{B} \pm [\bar{A}(\pm \Delta B) + \bar{B}(\pm \Delta A)] + (\pm \Delta A)(\pm \Delta B)$$

显然 $$\bar{N} = \bar{A} \cdot \bar{B}$$

$$\Delta N = [\bar{A}(\pm \Delta B) + \bar{B}(\pm \Delta A)] + (\pm \Delta A)(\pm \Delta B)$$

由于（$\Delta A \cdot \Delta B$）为二级小量，可以忽略不计，考虑可能出现的最大误差，我们取 $\Delta N = \bar{A} \cdot \Delta B + \bar{B} \cdot \Delta A$。于是

$$N = \bar{A} \cdot \bar{B} \pm (\bar{A} \cdot \Delta B + \bar{B} \cdot \Delta A)$$

N 的相对误差 $$E = \frac{\Delta N}{\bar{N}} = \frac{\bar{A} \cdot \Delta B + \bar{B} \cdot \Delta A}{\bar{A} \cdot \bar{B}} = \frac{\Delta A}{\bar{A}} + \frac{\Delta B}{\bar{B}}$$

3. 间接测得量是两直接测得量的商。

设 $$N = \frac{A}{B}$$

则 $$N = \frac{\bar{A} \pm \Delta A}{\bar{B} \pm \Delta B} = \frac{(\bar{A} \pm \Delta A)(\bar{B} \mp \Delta B)}{(\bar{B} \pm \Delta B)(\bar{B} \mp \Delta B)}$$

$$= \frac{\bar{A} \cdot \bar{B} \pm \bar{B} \cdot \Delta A \mp \bar{A} \cdot \Delta B}{\bar{B}^2 - \Delta B^2} \quad （分子已忽略了二级小量）$$

$$= \frac{\bar{A} \cdot \bar{B} \pm \bar{B} \cdot \Delta A \mp \bar{A} \cdot \Delta B}{\bar{B}^2} \quad （分母忽略了二级小量）$$

显然 $$\bar{N} = \frac{\bar{A} \cdot \bar{B}}{\bar{B}^2} = \frac{\bar{A}}{\bar{B}}, \quad \Delta N = \frac{\pm \bar{B} \cdot \Delta A \mp \bar{A} \cdot \Delta B}{\bar{B}^2}$$

考虑到可能出现的最大误差，取 $\Delta N = \dfrac{\bar{B} \cdot \Delta A + \bar{A} \cdot \Delta B}{\bar{B}^2}$，则相对误差为：

$$E = \frac{\Delta N}{\bar{N}} = \frac{(\bar{B} \cdot \Delta A + \bar{A} \cdot \Delta B)}{\bar{B}^2} \cdot \frac{\bar{B}}{\bar{A}} = \frac{\Delta A}{\bar{A}} + \frac{\Delta B}{\bar{B}}$$

由上述分析可知：间接测得量是两个直接测得量的积或商的情况下，间接测得量的平均值是两个直接测得量平均值的积或商；间接测得量的相对误差，等于各直接测得量的相对误差之和。这一结论可以推广到间接测得量是多个直接测得量的积或商的情况。

从以上的讨论结果还可看出，若间接测得量的计算公式中只含加、减运算时，先计算绝对误差，后计算相对误差比较方便；若计算公式中含有乘、除、乘方或开方运算时，先算相对误差，后算绝对误差比较方便。

4. 误差传播公式的一般形式。

设间接测得量 y 是直接测量量 x_1，x_2，…的函数，$y=f(x_1, x_2, \cdots)$。按微分学知识，当自变量有增量 Δx_1 和 Δx_2 时，函数 y 相应的增量为：

$$\Delta y \approx \frac{\partial f}{\partial x_1} \cdot \Delta x_1 + \frac{\partial f}{\partial x_2} \cdot \Delta x_2 + \cdots$$

由于 Δx_1 和 Δx_2 为有限增量，公式只是近似成立。考虑到误差宁大勿小原则（以保证测量结果的可靠性），将各误差项取绝对值再相加；且因误差本来就是一个估计值，故用等号代替上式中的近似号得：

$$\Delta y = \left| \frac{\partial f}{\partial x_1} \cdot \Delta x_1 \right| + \left| \frac{\partial f}{\partial x_2} \cdot \Delta x_2 \right| + \cdots \tag{10}$$

若先对 y 取自然对数，再求全微分，则：

$$\frac{\Delta y}{y} = \left| \frac{\partial \ln f}{\partial x_1} \cdot \Delta x_1 \right| + \left| \frac{\partial \ln f}{\partial x_2} \cdot \Delta x_2 \right| + \cdots \tag{11}$$

式（10）、（11）是间接测得量绝对误差和相对误差的一般公式。表1是用它们导出的一些常用函数的误差传播公式。

表 1 常用函数的误差传播公式

函数关系 $y=f(x_1, x_2, \cdots)$	绝对误差 Δy	相对误差 $\dfrac{\Delta y}{y}$
$y=kx$	$k\Delta x$	$\dfrac{\Delta x}{\overline{x}}$
$y=x_1+x_2$	$\Delta x_1+\Delta x_2$	$\dfrac{\Delta x_1+\Delta x_2}{\overline{x}_1+\overline{x}_2}$
$y=x_1-x_2$	$\Delta x_1+\Delta x_2$	$\dfrac{\Delta x_1+\Delta x_2}{\overline{x}_1-\overline{x}_2}$
$y=x_1 \cdot x_2$	$\overline{x}_1 \cdot \Delta x_2+\overline{x}_2 \cdot \Delta x_1$	$\dfrac{\Delta x_1}{\overline{x}_1}+\dfrac{\Delta x_2}{\overline{x}_2}$
$y=\dfrac{x_1}{x_2}$	$\dfrac{\overline{x}_1 \cdot \Delta x_2+\overline{x}_2 \cdot \Delta x_1}{\overline{x}_2^2}$	$\dfrac{\Delta x_1}{\overline{x}_1}+\dfrac{\Delta x_2}{\overline{x}_2}$
$y=x^n$	$n \cdot \overline{x}^{n-1} \cdot \Delta x$	$n \cdot \dfrac{\Delta x}{\overline{x}}$
$y=\sin x$	$\Delta x \cdot \cos\overline{x}$	$\Delta x \cdot \cot\overline{x}$
$y=\cos x$	$\Delta x \cdot \sin\overline{x}$	$\Delta x \cdot \tan\overline{x}$

二、有效数字及其运算

(一)有效数字

用仪器对某一物理量进行直接测量时，由于仪器精度的限制和读数无法完全准确等原因，所得数据只能是一近似值，例如，用一个量程为 100 mA、最小分度为 1 mA 的电流表测量电流，如图 1 所示，所得到的测量值最多只可能有 3 位数字。假定测得的电流为 42.6 mA，其中前两位数"42"是直接从电流表上准确读出的，末位数字"6"是估读出来的，估的结果因人而异。因此，末位数字"6"是有疑问的，称为可疑数字。"6"虽然可疑，即有误差，但它在一定程度上仍然反映了客观实际，因此，它是有效的。末位数字"6"已经可疑，其以后的各位数的估计既无必要，也不可能。这样，我们把仪器上读出的几位可靠数字连同其后的一位可疑数字称为测量结果的有效数字。按此规定，若电流表的指针恰好指示在 42 mA 的刻线上，这时的电流读数记为 42.0 mA，末位的"0"仍然是有效数字，表示这一位是可疑的，是有误差的。将电流读数记为 42 mA 则是错误的，因为这个记录数字表明 2 是可疑数字，说明电流表最小分度不是 1 mA 而是 10 mA，这显然与事实不符。所以，一个物理量测量值与数学上的一个数有着不同的意义。数学上一个单纯意义的数 $42.0=42.00=42.000=42$；但一个物理量的测量值，例如用电流表测得的电流毫安数 $42.0\neq42.00\neq42.000\neq42$，因为它们表示测量中产生误差的那一位是不同的，因此所用的仪器的精度是不同的。

从可疑数字起，向左数到最后一个不是零的数字的位数，叫做有效数字的位数。例如："65.4"是三位有效数字，"0.426""0.0426"也是三位有效数字。关于有效数字还有如下两点应当注意：

1. 有效数字的位数与十进制单位的变换无关，即与小数点的位置无关，用以表示小数点位置的"0"不是有效数字。例如，42.6 mA 写成 4.26×10^4 μA 或 0.0426 A，这三种表示法完全等效，均为三位有效数字。又如，1.2 m 的单位 m 换用 cm 或 mm 表示时，可写成 1.2×10^2 cm 或 1.2×10^3 mm，均为两位有效数字。

2. 当"0"不是用作表示小数点位置时，0 是有效数字。例如，1.035 cm 的有效数字为 4 位，1.000 cm 的有效数字也是 4 位。显然，数据最后的"0"既不能任意加上，也不能随便去掉。

(二)有效数字的运算规则

1. 有效数字的加、减运算。

通过图 3 所示的两个例子的运算，掌握加、减运算中结果的有效数字的取法。计算时，在可疑数字的下面加一横线，以示与可靠数字相区别。在相加的结果 28.365 中，由于第三位数"3"已为可疑数字，在其后的两位数字便无意义，按照数值修约的国家标准对其进行处理。尾数小于 5 则舍；大于 5 则入；等于 5 看下一位数，若为非零值则入，若为零则将尾数凑成偶数。因此，相加的结果应写成 28.4，有效数字为三位。相减的结果应为 32.14（末位凑成偶数）。运算结果表明，几个数相加或相减时，其结果的有效数字只保留最高一位可疑数字。

$$
\begin{array}{r}
25.\underline{2}\\
+\quad 3.16\underline{5}\\
\hline
28.365
\end{array}
\qquad
\begin{array}{r}
36.8\underline{7}\\
-\quad 4.73\underline{5}\\
\hline
32.135
\end{array}
$$

图 3　有效数字的加减运算

在加、减运算中，也可先以参与运算的各量中具有最大误差的数为准，将其余各数修约成与该数误差的数位一致，然后相加或相减，所得结果仍然相同。

2. 有效数字的乘、除运算。

由图 4 中所示的两个例子，可得出有效数字乘除运算的规则：运算的结果中，可疑数字只应保留最高的一位，其余无保留意义。因此，图 4 中的结果应分别为 7.6 和 3.37。由计算结果可知，积或商的有效数字位数与参与运算诸数中有效数字位数最少的一致。

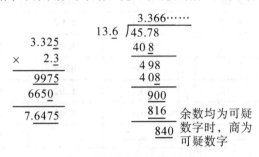

图 4　有效数字的乘除运算

3. 乘方、开方的有效数字。

不难证明，乘方、开方的有效数字与其底数的有效数字位数相同。

4. 三角函数的有效数字位数与其角度的有效位数相同。

5. 对数的有效数字位数与其真数的有效位数相同。

6. 混合运算中，结果的有效数字位数可比运算规定的多保留一位。

7. 常数 π、e、$\sqrt{2}$ 等有效位数，比参与运算的各量中有效位数最少的多取一位参与运算。

（三）确定测量结果的有效数字的原则

前文讲到测量结果的表达式为：

$$X = \overline{X} \pm \Delta X$$

或

$$X = \overline{X}(1 \pm E)$$

由于误差本身只是一个估计的范围，因此，在一般情况下，误差 ΔX 的有效数字只取一位，相对误差一般也只取一位，但将它作为中间运算值时（例如由相对误差和平均值计算绝对误差时）通常保留两位有效数字。为了保证数据的可靠性，宁可把误差估计得大一点，在进行舍入时"只入不舍"。从有效数字的定义可知，有效数字的最后一位是有误差的。因此，确定测量结果的有效数字位数的原则是：最后一位有效数字要与绝对误差所在的那一位取齐。如：$L = 5.00 \pm 0.02$（cm）是正确的，而 $L = 5.0 \pm 0.02$（cm）或 $L = 5.000 \pm 0.02$（cm）都是错误的。

在单次测量中，用仪器误差作为 ΔX；在多次测量中，如果平均绝对误差小于仪器误差，$\triangle X$ 也要用仪器误差。总之，要注意误差决定测量结果的有效数字和误差宁大勿小两条原则。

例2 用游标表尺测量一圆柱体，测试结果如表2所示（表中黑体字），试写出体积的测量结果。

表2 圆柱体测试结果

仪器：游标卡尺	仪器编号：003			游标最小分度：0.02mm 零点读数：0.00mm		
项目	高度 h（mm）			直径 d（mm）		
次数	读数	测量值	各次误差	尺示数	测量值	各次误差
1	**5.08**	5.08	−0.01	**1.02**	1.02	0.00
2	**5.10**	5.10	+0.01	**1.02**	1.02	0.00
3	**5.04**	5.04	−0.05	**1.04**	1.04	+0.02
4	**5.14**	5.14	+0.05	**0.98**	0.98	−0.04
5	**5.10**	5.10	−0.01	**1.02**	1.02	0.00
6	**5.06**	5.06	−0.03	**1.02**	1.02	0.00
平均值		5.09	$\Delta h=0.03$		1.02	$\Delta d=0.01$
测量结果	$h=\bar{h}\pm\Delta h=5.09\pm0.03$（mm）			$d=\bar{d}\pm\Delta d=1.02\pm0.02$（mm）		

各次测得值与平均值之差为各次测量的误差，保留正负号以便看出每次测量值是偏大还是偏小

说明：测量值＝读数－零点读数

取以上6项的绝对值求平均，只入不舍到误差位

0.01 小于仪器误差 0.02，此处要用仪器误差

解：圆柱体体积公式为 $V = \frac{1}{4}\pi d^2 h$ ，故：

$$\bar{V} = \frac{1}{4}\pi \bar{d}^2 \bar{h} = \frac{1}{4} \times 3.142 \times 1.02^2 \times 5.09 = 4.159\ 7 \approx 4.16 (\text{mm}^3)$$

说明：| 测量值最少有 3 位有效数字，π 多取 1 位参与计算 | 按有效数字运算规则，此处保留 3 位有效数字 |

体积的相对误差为：

$$E_V = 2\frac{\Delta d}{\bar{d}} + \frac{\Delta h}{\bar{h}} = 2 \times \frac{0.02}{1.02} + \frac{0.03}{5.09} = 0.039\ 2 + 0.005\ 89 \approx 0.045 = 4.5\%$$

说明：按误差传播公式计算间接测得量相对误差，相对误差也可以保留 2 位有效数字

体积的平均绝对误差为：

$$\Delta V = \bar{V} \cdot E_V = 4.16 \times 4.5\% = 0.187\ 2 \approx 0.2 (\text{mm}^3)$$

测量结果为：
$$\Delta V = \bar{V} \pm \Delta V = 4.2 \pm 0.2 (\text{mm}^3)$$

说明：按误差决定测量结果的有效数字的原则，本例中体积的测量只能有两位有效数字

思考：本例中，要提高体积测量的精度，应采取什么措施？

三、列表和图示在数据处理中的应用

（一）用列表法处理实验数据

记录和处理实验数据时常用列表法。数据列表可清楚地表示出有关物理量之间的对应关系，便于检查测量是否合理，及时发现问题和分析问题，并有助于找出有关量之间的规律性联系，优点极多。

列表时，表格设计要简明，易于看出有关量之间的关系，并便于数据处理；表中应标明各符号所代表的物理意义，并注明单位；表中的数据要正确反映测量结果的有效数字；必要时可在表下加说明性文字。

（二）实验数据的图示法

图示法可以把一系列数据之间的关系或其变化规律用图线直观地表示出来，是研究物理量之间变化规律、找出对应的函数关系、求经验公式等最常用的方法之一；还能简便地从图线中求出实验需要的某些结果。

用图示法处理实验数据，应注意以下几点：

1. 测量的数据点应足够多，以便图线描绘准确。

2. 作图要用坐标纸。根据实际情况可选用直角坐标纸、双对数坐标纸、半对数坐标纸等。坐标纸的大小及坐标轴的比例，应根据所测数据的有效数字和结果的需要而定。

3. 标明坐标轴和图名。画出坐标轴方向，标明其所代表的物理量（或符号）及单位，在坐标轴上，每隔一定的间距标明该物理量的数值，并在明显位置写上图的名称。

4. 标号。根据测量数据，可用"+""×""O"或"△"等任一种符号，在坐标纸

上清晰而准确地标出。符号的中心应与实验数据的点对应。在一张图上绘几条图线时，每条图线应选用不同的符号标记。

5. 连线。用直尺、曲线尺等绘图工具，根据不同情况，将点连成直线、光滑曲线或折线。当连成直线或光滑曲线时，图线并不一定要通过所有的点，但要求图线两侧偏差点较均匀地分布，个别偏离过大的点应舍去或重测。图 5 是电阻 R 的伏安特性曲线。

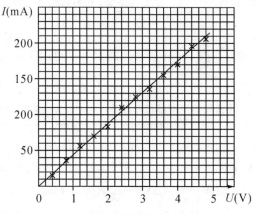

图 5 电阻 R 的伏安特性曲线

【思考题】

1. 有甲、乙、丙三人，用准确度为 0.01 mm 的螺旋测微计分别测同一金属球的直径各一次，记录的结果分别为：甲，1.283 2±0.000 5 cm；乙，1.283±0.000 5 cm；丙，1.283 22±0.001 cm。哪个表示正确？哪个错误？为什么？

2. 说明以下因素的系统误差将使测量结果偏大还是偏小？

（a）米尺因低温而收缩；

（b）安培计的分流电阻因温度升高而变大；

（c）天平砝码因磨损而变轻。

3. 下面各量有几位有效数字？

0.000 1 cm，1.001 s，2.7×10⁴ J，0.287 0 g。

4. 有人说8×10⁻⁴克比8.0克测得准确，试用误差理论分析这种说法是否正确？为什么？

5. 用有毫米分度的米尺测一物体的长度 5 次，所得数据为：78.98 cm，78.94 cm，78.96 cm，78.97 cm，79.00 cm。试求其平均值、绝对误差和相对误差及最后结果。

第二部分 医用物理学实验

实验 1 长度测量

【实验目的】

1. 了解游标卡尺和螺旋测微计的构造，掌握其测量原理和使用方法。
2. 熟悉并掌握直接测量、间接测量的误差分析方法。

【实验器材】

游标卡尺、螺旋测微计、圆柱体、钢球、立方体。

【实验原理】

一、游标卡尺

长度测量是科学实验中最基本的测量之一。游标卡尺是最基本的测长工具，其原理广泛应用到光学仪器中的角度测量（弧游标）及其他测量仪器中。游标卡尺有多种规格，常见的有分度值为 0.1 mm、0.05 mm、0.02 mm 三种。如图 1-1 所示是游标卡尺（分度值 0.02 mm）的基本结构图。它可以用来测量物体的长、宽、高、深和圆管内、外直径。

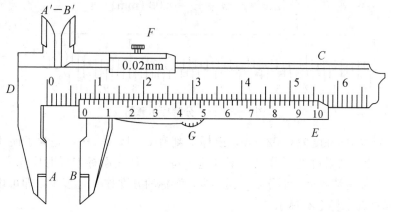

图 1-1　游标卡尺的结构

　　游标卡尺主要由一个主尺和一个套在主尺上的游标两部分构成。主尺 D 与测脚 A、A' 相连，游标 E 与测脚 B、B' 及深度尺 C 相连，用拇指推动小轮 G，游标可紧贴主尺滑动。测脚 A、B 用来测量长度和外径，测脚 A'、B' 用来测量内径，深度尺 C 用来测量槽或孔的深度。F 为游标固定螺钉。A、B 密合时（被测物长度为零），主尺零线与游标零线对齐；测量时，被测物的长度就是主尺零线与游标零线（注意：不是游标边缘）之间的距离。

　　米尺的最小分度一般是 1 mm，当被测物长度的尾数不足 1 mm 时，人眼一般只能估读到 0.1 mm 位，仪器误差达 0.5 mm。利用如图 1-2 所示的游标卡尺，可以读到 0.01 mm，仪器误差仅 0.02 mm。其测量精度比米尺高的原因，就在于游标上的每分度值比主尺最小分度值略小。

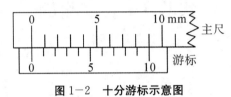

图 1-2　十分游标示意图

　　设主尺最小分度长为 y（一般是 1 mm），游标上一个分度长为 x；若游标 n 个分度的总长与主尺 $(n-1)$ 个分度的总长相等，则有：

$$nx = (n-1)y \tag{1-1}$$

　　即主尺与游标每分度的差为：

$$\Delta x = y - x = \frac{y}{n} \tag{1-2}$$

Δx 习惯上称为游标卡尺的准确度。例如，主尺上最小分度值为 1 mm，游标上的分度数 n =10 时，则 Δx=0.1 mm。用这种游标卡尺测量时，读数虽然只能准确到 0.1 mm，但仪器误差却提高到 0.1 mm。这种游标卡尺称为"十分游标"，图 1-2 是这种游标卡尺的示意图，如朱利氏秤上的读数系统就是这种游标。

　　目前常用的"五十分游标"（n=50），即主尺上 49 mm 与游标上 50 个分度等长，如图 1-3 所示。由于 $50x$=$49y$，故：

$$\Delta x = y - x = \frac{y}{50} = 0.02 \, (\text{mm})$$

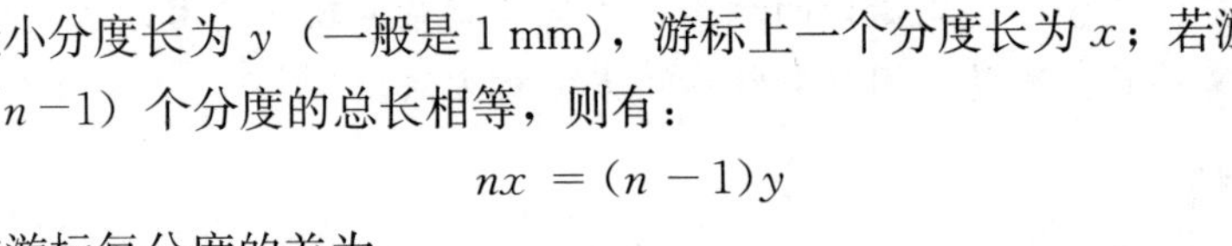

图 1-3　五十分游标示意图

　　五十分游标的准确度为 0.02 mm，游标上刻有 0，1，2，…，是为了便于直接读数，五十分游标的读数结果可到百分之一毫米这一位上。使用游标卡尺时应先弄清其准确度 Δx 是多少。只要看清主尺最小分度 y 是多少，游标的分度数 n 是多少，即可由式（1-2）算出 Δx，通常在游标上有标示。

　　当 A、B 密合时（被测物长度为零），游标零线与主尺零线对齐，游标最后一条刻线也与主尺上某一刻线对齐，其他刻线与主尺上刻线均未对齐，如图 1－4 所示。游标零刻线后的第一条刻线与主尺零刻线后的第一条刻线之间的微小距离就是 Δx，相应的第二条刻线间的距离是 $2\Delta x$……相应的第 m 条刻线间的距离是 $m\Delta x$。测量时，如果 A、B 间物体的长度是 Δx（例如 0.02 mm），则游标零刻线后的第一条刻线与主尺零刻线后的第一条刻线对齐，如图 1－5 所示；当游标的第 m 条刻线（例如第 6 条）与主尺的某一条刻线对齐时，则 A、B 间物体的长度是 $m\Delta x$，即 $6\times 0.02=0.12$（mm）。因此，利用游标可以很方便地读出被测物体长度的毫米以下的尾数部分。

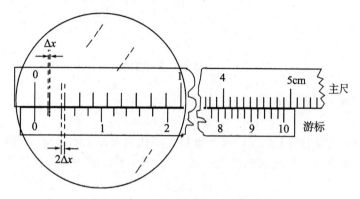

图 1－4　游标卡尺读数示意图一

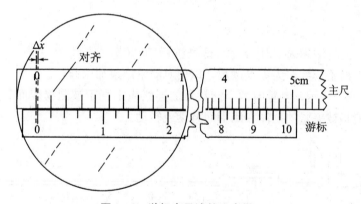

图 1－5　游标卡尺读数示意图二

游标只给出毫米以下的读数，毫米以上的读数要从游标"0"线左边主尺上的刻度读出。如图 1－6 所示，应先根据游标"0"线在主尺的位置读出毫米的整数位，再从游标上读出毫米的小数位。

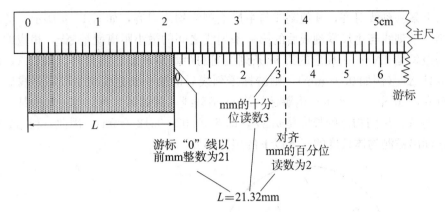

图 1-6　游标卡尺读数方法示例

因此，用游标卡尺测量长度 L 时，一般可表示为：

$$L = Ky + m\Delta x \qquad (1-3)$$

K 是游标"0"线左边主尺上刻度的毫米整数，m 代表游标上的第 m 条刻线与主尺上的某一条刻线对齐。如图 1-6 所示的情况：$K = 21.00$ mm，$m = 16$，所以 $L = 21.32$ mm $= 2.132$ cm。

实际读数时也可不必"先主后游再相加"，可以读出主尺读数后再直接读出游标上刻度的十分位数字。

使用游标卡尺应注意：

（1）测量前先将测脚 A、B 合拢，检查游标的"0"线与主尺"0"线是否重合，如不重合，应记下初始读数作为零点读数，以便对测量结果加以修正。

（2）如图 1-7 所示，测量时两个测量角的连线应垂直于被测物表面，不能倾斜或夹得过紧，更不能将被夹紧的物体在测脚间移动或转动。

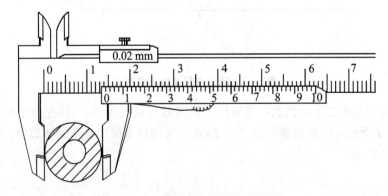

图 1-7　游标卡尺正确使用方法

此外，常用的还有二十分游标，其原理与上述相同，不再赘述。

二、螺旋测微计

螺旋测微计（也称千分尺）是比游标卡尺更精密的测长仪器，其量程一般为 25 mm，可读数到 0.001 mm 位，仪器误差一般规定为 0.004 mm。

螺旋测微计的结构如图 1-8 所示。其主要部分是一根精密的测微螺杆 H，螺距为 0.5 mm，当螺杆转动一周时，它沿主尺 E 轴线方向前进或后退 0.5 mm。与测微螺杆后端连着的是微分圆筒 F，其上沿圆周共刻有 50 个等分格，当微分圆筒转过一个分格时，测微螺杆沿轴线方向就前进或后退 $1\times\dfrac{0.5}{50}$ mm（即 0.01 mm），其分度值为 0.01 mm，读数可估读到毫米的千分位，这也是通常称之为千分尺的原因。

测量物体长度时，应缓缓转动测微螺杆后端的棘轮旋柄 S 推动螺杆，在待测物体刚好被量砧 B 和测微螺杆 A 夹住时，勿再转动棘轮旋柄而转动小棘轮 G，听到小棘轮发出咔咔的声音时，即可读数。

读数时先从水平准线上的标尺读取整数部分（读到半毫米），再从微分圆筒上读小数部分（可估读到千分之一毫米位），两者相加即为测量值。例如，图 1-9 中的读数为 10.654 mm。

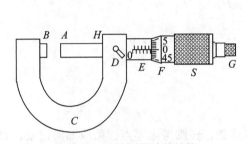

图 1-8　螺旋测微计的结构

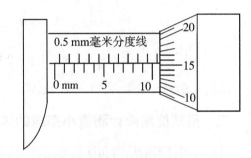

图 1-9　螺旋测微计的读数方法

螺旋测微计是精密测长仪器，使用时应注意：

（1）零点修正。螺旋测微计的零位置读数一般情况下不易校正到如图 1-10 所示的 0.000 mm。故测量前，转动测微螺杆使尺架 C 上的量砧测量面 B 与螺杆测量面 A 刚好接触时，转动棘轮，听到"咔、咔"的声响即可。如微分筒上的"0"线与螺母套管上的水平准线对齐，这时读数为 0.000 mm。如微分筒上的"0"线与螺母套管上的水平准线并不能对齐，即"零点读数"不是零，应记录其初始读数，以便对测量数据进行修正。

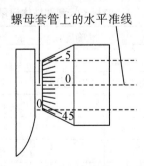

螺母套管上的水平准线

图 1-10　螺旋测微计的正确零位

（2）读数时应注意主尺 E 上的半毫米刻度线是否已经露出。

（3）测量完毕后，应使量砧和螺杆端之间保留一间隙，以防因热膨胀而损坏螺杆上的螺纹。

【实验内容和步骤】

一、用游标卡尺测量圆柱体的体积

（1）记下所用游标卡尺的量程、准确度，检查内外卡测量钳口有无缝隙或损坏。

（2）记下游标卡尺零点读数，在圆柱体的不同部位，分别测量直径和高各6次（注意：不得使被夹住的圆柱在钳口内挪动，以防磨损钳口），将测量值记入表1−1中。

（3）计算出圆柱体的直径和高的平均值、绝对误差、相对误差。

（4）算出圆柱体的体积，并按间接测量和误差传递关系，计算体积的相对误差和平均绝对误差，最后写出测量结果。

提示：

圆柱体体积公式为：

$$V = \pi R^2 h = \frac{1}{4}\pi d^2 h$$

$$\overline{V} = \frac{1}{4}\pi \overline{d}^2 \overline{h}, \quad E_V = 2\frac{\Delta d}{d} + \frac{\Delta h}{h}, \quad \Delta V = E_V \cdot \overline{V}$$

体积 V 的测量结果为：$V = \overline{V} \pm \Delta V$。

二、用螺旋测微计测量小钢球的体积

（1）弄清仪器的结构和读数方法，记下零点读数，仔细考虑零点读数应如何记录，如何用来修正测量结果。

（2）用螺旋测微计测小钢球的直径 d，在不同部位测6次，并自行设计表格，将测量数据记入表中。

（3）用钢球直径的平均值计算其体积的平均值，按间接测量的误差传递关系，计算钢球体积的相对误差和平均绝对误差，最后写出测量结果。

【数据记录与处理】

表 1−1　游标卡尺测圆柱体记录表

仪器：游标卡尺	仪器编号：_____		准确度：_____		零点读数：_____	
测量次数	高度 h（mm）			直径 d（mm）		
	读数	测量值	各次误差	读数	测量值	各次误差
1						
2						
3						
4						
5						
6						
平均						

仪器：游标卡尺	仪器编号：_____	准确度：_____	零点读数：_____
测量结果			

【思考题】

1. 欲测量图 1—11 中长度 L，可以直接测量 AC，也可以分别测出 AB 和 BC 再相加，比较两种测法的优劣。

2. 图 1—12(a) 和图 1—12(b) 中，螺旋测微计两个量砧已密合，即所测长度为零，但读数并不为零，这就是螺旋测微计的零点读数不为零的情况。这样小的零点读数一般都可不用校正。若不再校正就用来测某一物体的长度，尺示数为 32.015 mm。若规定"测量值＝读数（尺示数）－零点读数"，应如何读记零点读数？请你确定一个方法，读出零点读数，算出测量值。

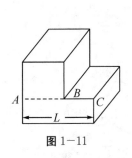

图 1—11

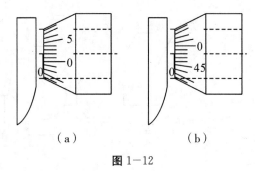

（a） （b）

图 1—12

实验 2　移测显微镜的使用

【实验目的】

1. 了解移测显微镜的结构，掌握其使用方法。
2. 熟悉有效数字的记录和计算，学习基本的实验误差估计。

【实验器材】

JCD—A 型移测显微镜、毛细管、血涂片等。

【实验原理】

当被测对象是不宜用手拿持的微小物体，或用游标卡尺、螺旋测微计之类量具无法进行测量操作的细小孔（缝）、液滴等，例如毛发直径、毛细管的内径、细胞的大小等，就适于用移测显微镜进行测量。

　　移测显微镜实质上就是一台带有测微螺旋的显微镜。其结构形式多样，但原理是相同的。现以 JCD-A 型移测显微镜为例说明其结构原理及使用方法。图 2-1 为 JCD-A 型移测显微镜结构图。它分为机械部分和光具部分。光具部分是一个方便看清待测对象的长焦距低倍显微镜，装在一根由细丝杆带动的滑动台上，这个滑动台连同显微镜可以按不同方向安装，可对准前方上下左右移动，或对准下方左右移动。整个滑动台安装在一个大底座上。转动测微手轮，可以使显微镜筒沿标尺方向平移，平移的距离可以从标尺（主尺）和测微手轮游标上读出。测微手轮每转一周，镜筒在标尺上前进或后退 1 mm。测微手轮圆周等分为 100 分度，因此手轮转动一个分度时，镜筒前进或后退 0.01 mm。连同估计的一位在内，可以读到 0.001 mm。

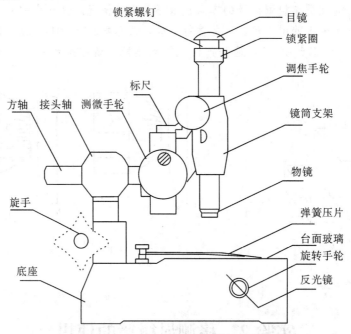

图 2-1　JCD-A 型移测显微镜外形图

　　测量时，将被测物置于物镜下方的平台上，转动调焦手轮使被测物位于物镜焦点稍外处。通过物镜成一放大的实像于目镜的焦点内，并处于附有"十"字叉丝的像平面上（此时像与叉丝无视差）。调节被测物，使被测部位的横向与显微镜移动方向平行。调整叉丝，使其一条丝 x 与显微镜筒移动方向（或主尺）平行。转动测微手轮，使叉丝的另一条丝 y 与被测物的一端 a 相切，如图 2-2 所示，读出显微镜筒的位置 x_0，保持被测物体的位置不变，转动测微手轮，使叉丝 y 与被测物的另一端 b 相切，读出显微镜筒此时的位置 x，则被测部位的长度 $L = |x - x_0|$。

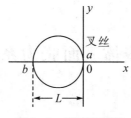

图 2-2　测试示意图

【实验内容和步骤】

1. 将被测毛细管置于玻璃平台上，使其横断面对准物镜，用弹簧压片压住。

2. 调节目镜，使"十"字叉丝清晰，转动调焦手轮，直到从目镜中观察到被测物体的像清晰，并与叉丝位于同一平面内（左右移动眼睛，叉丝与被测物的像无相对位移）。

3. 调整被测物的横向、叉丝的 x 轴、显微镜移动方向，使三者平行。调整方法：转动测微手轮，使显微镜沿标尺移动，观察十字叉丝的 x 轴对被测部位的偏移量，移动被测物，消除 1/2 偏移量，松开锁紧螺钉，转动目镜，使叉丝的 x 轴与被测部位重合或平行。重复上述步骤，直到三者平行为止。

4. 转动测微手轮，使叉丝的 y 轴与被测部位一端 a 相切，记下初读数 x_0，记入表 2-1 中，沿相同方向转动测微手轮，使叉丝的 y 轴与被测部位另一端 b 相切，记下末读数 x，记入表 2-1 中。

5. 转动被测物，重复步骤 4 再测 4 次，计算毛细管直径的平均值、平均绝对误差和相对误差。

6. 换上血涂片，调节反光镜使反射光线照亮标本，重复步骤 4 测量红细胞的直径，记录表自拟。

注意：在整个测量过程中，十字叉丝的一条丝必须和主尺平行。每次测量中，测微手轮只能向一个方向转动，不能时而正转，时而反转。

【数据记录与处理】

表 2-1　测毛细管内径 L 记录表

仪器：＿＿＿＿＿＿＿＿

待测量 次数	x_0 (mm)	x (mm)	$L=\|x-x_0\|$ (mm)	L 的各次误差 (mm)	L 的测量结果
1					含绝对误差的表达式：
2					
3					
4					含相对误差的表达式：
5					
平均			$\bar{L}=$	$\Delta L=$	

实验 3 液体表面张力系数的测定

【实验目的】

1. 了解朱利氏秤的构造和使用方法。
2. 用朱利氏秤测水的表面张力系数。

【实验器材】

朱利氏秤、砝码、游标卡尺、温度计、矩形金属片、酒精灯、烧杯、镊子、蒸馏水、苛性钠溶液等。

【实验原理】

一、表面张力系数

（一）表面张力

表面张力是液体的一个非常重要的特性，它和许多与液体有关的现象直接联系。从分子间作用力这个角度来看，处于界面的分子与处于液体内部的分子所受力是不同的。在液体内部的一个液体分子受到周围液体分子的作用力的合力为零，但在表面的一个液体分子却不如此。因上层空间空气分子对它的吸引力小于内部液体分子对它的吸引力，所以该分子所受合力不等于零，其合力方向垂直指向液体内部，结果导致液体表面具有自动缩小的趋势，这种收缩力称为表面张力。比如，要将水分散成雾滴，即扩大其表面时，许多内部水分子移到表面，就必须有外力克服这种力对体系做功，这种力就是表面张力。

（二）表面张力系数

液体表面有收缩到最小的趋势，使表面像张紧的弹性膜而具有表面张力。设想在液面上画一条线段 MN，如图 3-1 所示，则线段两边的液面均有一个与液面相切且垂直于线段 MN 的拉力 f 作用于对方，这个力称为表面张力。若液面是平面，表面张力作用于该平面内；若液面是曲面，表面张力作用于线段所在处的切面内；表面张力的大小与线段 MN 的长度 L 成正比，即：

$$f = \alpha L \qquad\qquad (3-1)$$

式中，α 称为液体表面张力系数，它表示沿液面作用在单位长度线段上的表面张力，其单位是：牛·米$^{-1}$（N·m^{-1}）。

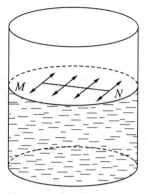

图 3-1　表面张力示意图

与表面张力系数 α 有关的因素有：

①液体的种类；

②液体的纯度；

③液体与相邻物质所组成的界面性质；

④对于同种液体、相同纯度、同一界面，表面张力系数则与温度有关，一般是温度升高时，表面张力系数变小。

二、测量原理

本实验中测量表面张力系数的方法，是以式（3-1）为依据，通过测量力和长度，然后计算出表面张力系数。将一矩形金属框浸入液体中，然后徐徐拉起，金属框将带出一层薄薄的液膜，如图 3-2 所示，此时金属框受到三个力的作用：拉力 T、沿液膜与液面周界的表面张力 f、重力 W（即金属框的重量）。显然，金属框在竖直方向的平衡条件为：

$$T = f\cos\theta + W$$

注意：液膜有两个表面，θ 为 f 与竖直方向的夹角，即接触角，如图 3-3 所示。

随着金属框逐渐被拉起，θ 角将随之减小，当液膜被"拉脱"的瞬间，$\theta = 0°$，则有：

$$T = f + W$$

故

$$f = T - W$$

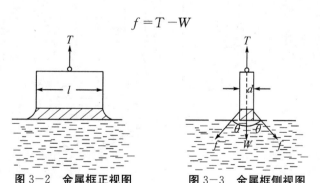

图 3-2　金属框正视图　　　图 3-3　金属框侧视图

若能测得 T、W 或 $T-W$，并测得金属框底边长度 l 和制作金属框的金属丝的直径 d，则液膜的周界长为 $2(l+d)$，如图 3-4 所示，故：

$$\alpha = \frac{f}{L} = \frac{T-W}{2(l+d)} \tag{3-2}$$

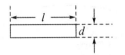

拉脱时，表面张力作用的
表面周界总长是2(*l+d*)

图 3-4　金属框俯视图

三、利用朱利氏秤测定表面张力系数

朱利氏秤结构如图 3-5 所示，它实际上就是一个特殊结构的弹簧秤。普通弹簧秤是将上端固定，弹簧的伸长由下端之位置标定，但朱利氏秤的下端位置可以以"悬浮方式"置于某一特定的标准点，标准点是刻在标镜上的刻线 J，当挡片上的标线 G 和 G 在镜中的像 G_1 与标镜上的刻线 J "三线重合"时，弹簧的伸长可由小型动管 N 顶端附着的游标 P 的读数的改变测出。小型动管的升降由螺旋 D 调节。纵尺 R 可以上下移动，并可固定在所需位置。小型动管内还有一细管 M，它的高低也可以调节，在它的顶端有一悬臂 A 是用来挂弹簧 E 的，弹簧下端挂挡片 G，挡片下方挂秤盘 V，秤盘下的钩则挂矩形金属框，托盘 C 可以通过松开 U 进行粗调，用螺旋 H 微调使其升降。

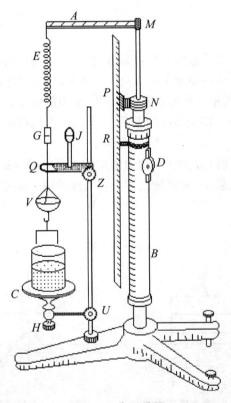

图 3-5　朱利氏秤

测量时，先调整底座螺旋，使仪器铅直。实验者眼睛平视标镜上的刻线 J，调整升降螺旋 D 使挡片上的标线 G 和 G 在镜中的像 G_1 与标镜上的刻线 J "三线重合"（下面的叙述中把这种情况简称为三线重合），如图 3-6 所示，读出表示弹簧秤上悬点位置的纵尺读

数 S_0。

设弹簧原长为 S_e，由胡克定律可得：

$$T_0 = K(S_0 - S_e) = W \qquad (3-3)$$

再将盛有待测液体的烧杯置于托盘 C 上，粗调托盘高度使金属框刚好浸入待测液体中，右手控制小型动管升降螺旋 D，左手控制托盘升降微调螺旋 H，通过向上提拉弹簧和向下降低托盘使金属框徐徐被拉出液面，此过程中眼睛要盯住挡片上的标线 G 和 G 在镜中的像 G_1，务必使"拉脱"的瞬间保持三线重合，这一操作称为"拉脱操作"，如图 3−7 所示。"拉脱"后立即停止操作，读出此时表示弹簧秤上悬点位置的纵尺读数 S，因为在"拉脱"的瞬间，弹力为：

$$T = K(S - S_e) = W + f \qquad (3-4)$$

由式（3−3）、（3−4）可得：

$$f = T - W = K(S - S_e) - K(S_0 - S_e) = K(S - S_0) \qquad (3-5)$$

故由式（3−2）、（3−5）得：

$$\alpha = \frac{f}{L} = \frac{T - W}{2(l+d)} = \frac{K(S - S_0)}{2(l+d)} \qquad (3-6)$$

由此式可以看出：如果弹簧系统的劲度系数 K 已知或已测出，通过以上操作，表面张力系数 α 的测量便可通过一系列的长度测量完成。

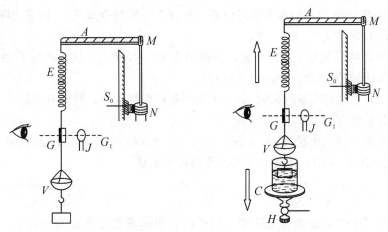

图 3−6　G、G_1、J 三者重合（即眼、　　　图 3−7　拉脱瞬间应保持三线重合
G、G_1、J 处于同一水平面上）

此外，有的朱利氏秤判断三线重合的装置如图 3−8 所示。

在这种装置中，三线重合指的是挡片上的标线 G、圆筒上的刻线 J 和圆筒上的刻线在镜中的像 J_1 三条线的重合。

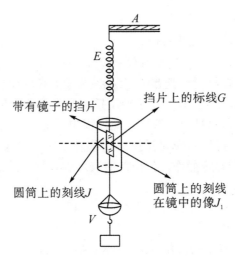

图 3-8　判断三线重合的另一种装置

【实验内容与步骤】

一、测弹簧系统的劲度系数 K

（1）按照图 3-5 所示装置安装好仪器（秤盘下不要挂金属框），调节底座螺旋，使挡片轴线在圆孔 Q 的中心。

（2）调节 Z 将标镜置于适当位置，再调节 D 使三线重合，读出游标 P 在纵尺上的指示数 X_0。（此时秤盘为空盘，$m_0 = 0.000$ 克）。

（3）将实验室给定质量的砝码 $m_1 = 0.100$ 克加在秤盘中，旋转升降螺旋 D 使三线重合，读出游标示数 X_1。

（4）仿步骤（3），依次加 m_2，m_3，…，m_9 砝码，读出相应的游标示数 X_2，X_3，…，X_9，填入表 3-1 中，用逐差法求弹簧的劲度系数：

$$K_1 = \frac{(m_5 - m_0)g}{X_5 - X_0}, \quad K_2 = \frac{(m_6 - m_1)g}{X_6 - X_1}, \quad \cdots, \quad K_5 = \frac{(m_9 - m_4)g}{X_9 - X_4}$$

注意：上式中的 g 是重力加速度。然后再算出弹簧劲度系数的平均值、平均绝对误差，写出 K 的测量结果。这一步通常称为朱利氏秤的校准。

二、测量水的 α 值

（1）清洗：由于 α 值与液体的纯度有关，即使被测液体中混入微量杂质也会严重影响测量结果，所以测量中要求金属框表面非常洁净，特别不能有油污，凡实验中与待测液体接触的一切用具，如金属框、烧杯、镊子等都必须进行清洁处理，更不能用手去拿金属框。清洗过程如下：

①用镊子夹苛性钠溶液浸过的棉球擦洗烧杯内壁，用自来水清洗烧杯，然后用蒸馏水清洗烧杯两次，甩干，用此干净的烧杯取待测液体（蒸馏水）适量置于桌上备用。

②用镊子夹住金属框置于酒精灯上加热至微红，再用自来水清洗，然后用另一镊子夹苛性钠溶液浸过的棉球擦洗，再用自来水清洗，之后再用蒸馏水清洗两次，甩干，挂于秤

盘下的钩上（此时秤盘内应无砝码）。

（2）测 S_0 一次：照前文叙述的方法测 S_0 一次，注意调到 G、G_1、J 三线重合，将数据记入表 3－2 中。

（3）测 S 五次：将盛有待测液体的烧杯置于托盘 C 上，进行"拉脱操作"。先试拉几次，注意观察金属框被拉出液面并被拉脱的情况。然后集中注意力进行"拉脱操作"五次，正常情况下，五次测得的 S 值非常接近（由于"拉脱操作"容易产生偶然误差，所以要进行多次测量来予以减小误差）。将五次测得的 S 值记入表 3－2 中。把 $S－S_0$ 作为一个量算出它的平均值、平均绝对误差，写出测量结果。

（4）将盛有待测液体的烧杯从托盘 C 上取下，用温度计测量其温度，将数据记入表 3－2中。

（5）取下金属框，用游标卡尺测量其 l 和 d 一次，特别要注意测量过程中不要使金属框变形造成数据错误。将数据记入表 3－3 中。按"单次测量"数据的处理方法写出测量结果。

三、测量酒精的 α 值

若时间允许，按实验二的步骤，将待测液体换成酒精，测量酒精的 α 值。

【数据记录与处理】

1. 本实验中使用"拉脱法"测液体的表面张力系数属于间接测量，计算公式为：

$$\alpha = \frac{K(S-S_0)}{2(l+d)}$$

为简单起见，把 K，$(S-S_0)$，$(l+d)$ 看作 3 个直接测得量，按绪论中介绍的间接测得量的误差处理方法计算 α 的近真值（平均值）$\bar{\alpha}$、相对误差 E_α、绝对误差 $\Delta\alpha$，写出 α 的测量结果。

2. 根据测出的水温 t，按公式 $\alpha = (75.64 - 0.148t) \times 10^{-3} \mathrm{N \cdot m^{-1}}$，对水的 α 值作温度校正，也可从附表 3－1 中根据温度查得；以此值作为水表面张力系数的标准值 α_s，将实验测得的 α 近真值与之比较，计算"相对偏差"：

$$B = \frac{\bar{\alpha} - \alpha_s}{\alpha_s} \times 100\%$$

3. 评价你的实验结果。

表 3－1 测量 K 值记录表

朱利氏秤精度：

m_i（克）	X_i（mm）	X_i-X_{i-5}（mm）	K_i（N·m^{-1}）	ΔK_i（N·m^{-1}）
0.000				
0.100				
0.200				
0.300				
0.400				
0.500				
0.600				
0.700				
0.800				
0.900				
平　均				

K 的测量结果：

表 3－2 $S-S_0$ 测量记录表

长度单位：mm	$S_0=$	温度 $t=$	
次数	S	$S-S_0$	$\Delta(S-S_0)$
1			
2			
3			
4			
5			
平均			

$S-S_0$ 的测量结果：

表 3－3 $l+d$ 测量记录表

游标卡尺精度：　　　　　　　　　　　　　　　　　　　　　　单位：

l	d	$l+d$	$\Delta(l+d)$

$l+d$ 的测量结果：

【注意事项】

1. 整个实验应注意清洁，否则将影响实验结果；清洗中使用苛性钠溶液要注意安全。
2. 不能任意拉动弹簧，不能使弹簧受力过大，在测 K 值时秤盘中不能加质量过大的砝码。

3. 测量时一定要保证"三线重合"的准确性，因此，在正式实验前应进行几次拉脱练习。

【思考题】

1. 本实验中使用的测量公式有何缺陷？还有哪些因素未考虑？对实验结果的准确度有何影响？

2. 本实验中对实验结果精度影响最大的操作是哪一步？

附表 3－1　水和空气界面的表面张力系数

$(\times 10^{-3} \mathrm{N} \cdot \mathrm{m}^{-1})$

温度 (℃)	表面张 力系数	温度 (℃)	表面张 力系数	温度 (℃)	表面张 力系数	温度 (℃)	表面张 力系数	温度 (℃)	表面张 力系数
0	75.64	13	73.78	18	73.05	23	72.28	28	71.50
5	74.29	14	73.64	19	72.90	24	72.13	29	71.35
10	74.22	15	73.49	20	72.75	25	71.97	30	71.20
11	74.02	16	73.34	21	72.59	26	71.82		
12	73.93	17	73.19	22	72.44	27	71.66		

实验 4　液体黏度系数的测定

【实验目的】

1. 掌握落球法（或者毛细管法）测量液体黏滞系数的原理和方法。
2. 了解比较法测液体黏度的原理。
3. 研究温度变化对黏度系数的影响。

【实验方案】

由于内摩擦力的存在，各种流体（液体、气体）都具有不同程度的黏滞性。流体的黏滞程度用黏滞系数表征，它取决于流体的种类、速度梯度，且与温度有关。液体黏滞系数的测量非常重要。例如，人体血液黏度增加会使供血和供氧不足，引起心脑血管疾病。人们对液体黏度的测量早已开始，并发展了很多方法，其中落球法和毛细管法是目前比较成熟的液体黏滞系数的测量方法。这里根据实验室仪器设备情况设计了两套实验方案供选用。

方案一　采用落球法测量蓖麻油的黏滞系数

【实验器材】

玻璃圆筒、温度计、密度计、螺旋测微计、游标卡尺、天平、米尺、秒表、镊子、落球、蓖麻油等。

【实验原理】

由于液体具有黏滞性，固体在液体内运动时，附着在固体表面的一层液体和相邻层液体间有内摩擦阻力作用，这就是黏滞阻力的作用。对于半径 r 的球形物体，在无限宽广的液体中以速度 v 运动，并且无涡流产生时，小球所受到的黏滞阻力 F 为：

$$F = 6\pi\eta r v \qquad (4-1)$$

式（4－1）称为斯托克斯公式。其中 η 为液体的黏滞系数，它与液体性质和温度有关。

如果让质量为 m、半径为 r 的小球在无限宽广的液体中竖直下落，它将受到三个力的作用，即重力 mg、液体浮力 $f\left(\frac{4}{3}\pi r^3 \rho g\right)$、黏滞阻力 $F(6\pi\eta r v)$，这三个力作用在同一直线上，方向如图 4－1 所示。初速度小，重力大于其余两个力的合力，小球向下作加速运动；随着速度的增加，黏滞阻力也相应地增大，合力相应地减小。当小球所受合力为零时，即：

$$mg - \frac{4}{3}\pi r^3 \rho g - 6\pi\eta r v_0 = 0 \qquad (4-2)$$

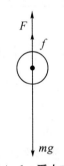

图 4－1　受力方向

小球以速度 v_0 向下作匀速直线运动，故 v_0 称收尾速度。由式（4－2）可得：

$$\eta = \frac{\left(m - \frac{4}{3}\pi r^3 \rho\right)g}{6\pi r v_0} \qquad (4-3)$$

当小球达到收尾速度后，通过路程 L 所用时间为 t，则 $v_0 = L/t$，将此公式代入式（4－3）又得：

$$\eta = \frac{\left(m - \frac{4}{3}\pi r^3 \rho\right)g}{6\pi r L} \cdot t \qquad (4-4)$$

上式成立的条件是小球在无限宽广的均匀液体中下落，但实验中小球是在内半径为 R 的玻璃圆筒中的液体里下落，筒的直径和液体深度都是有限的，故实验时作用在小球上的黏滞阻力将与斯托克斯公式给出的不同。当圆筒直径比小球直径大很多、液体高度远远大于小球直径时，其差异是微小的。为此在斯托克斯公式后面加一项修正值，就可描述小球实际所受的黏滞阻力。加一项修正值，式（4－4）将变成：

$$\eta = \frac{\left(m - \frac{4}{3}\pi r^3 \rho\right)g}{6\pi rL\left(1 + 2.4\dfrac{r}{R}\right)} \cdot t \tag{4-5}$$

式中 R 为玻璃圆筒的内半径。实验测出 m，r，ρ，t，L 和 R，用式（4-5）即可求出液体的黏滞系数 η。

【实验内容与步骤】

1. 用天平和螺旋测微计分别测出 10 个小球的质量和半径（实测直径三次，取平均后求半径），编号后待用。

2. 调节装有蓖麻油的圆筒底板上的螺丝，用气泡水平仪观察，使得底板水平，保证玻璃中心轴线处于铅直状态。

3. 用游标卡尺测量圆筒内径，不同位置测三次取平均，求得半径 R。

4. 在蓖麻油中部取一段，上下端各固定一标线 N_1，N_2，并通过测试或计算使小球匀速通过标线 N_1，测出 N_1，N_2 之间的距离 L（图 4-2）。

5. 用镊子分别夹起每个小球，细心放入圆管内油面中心处，让其自由下落，用秒表测出每个小球匀速经过路程 L 所用时间 t_1，t_2，…，t_{10}。

6. 测出蓖麻油的密度 ρ 和实验前后油的温度 T。

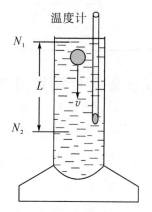

图 4-2　落球法装置示意图

【数据记录与处理】

1. 将所测数据填入自拟的表格内。
2. 利用（4-5）计算出 $\bar{\eta}$ 及其绝对误差 $\Delta\eta$。
3. 将 η 的结果表示为标准式。

【注意事项】

1. 玻璃筒要保持铅直状态，小球应由中心液面放入液体中，保证小球沿轴线下落。
2. 两横线间的距离 L 应尽量取在玻璃筒的下端，必须保证小球在所选路程上完全做匀速运动。

3. 小球下落时，液体应是静止的，并且每下落一粒小球要间隔一定时间，不能连续放球下落。

4. 实验用的小球要事先擦拭干净，不能将灰沙带入液体内，不要带入空气形成小气泡。

【思考题】

1. 斯托克斯公式的应用条件是什么？本实验是怎样去满足这些条件的？又是如何进行修正的？

2. 如何判断小球已进入匀速运动阶段？

3. 本实验中，哪些量必须准确测量？哪些量对结果影响不大？

表 4-1　落球法测量液体黏滞系数

秒表精度：

实验温度 $T=$		$r_{小球}=$		$R_{圆筒}=$		$g=$		$\rho_{蓖麻油}=$	
测量次数	1	2	3	4	5	6	平均值	测量结果	
下落时间 t(s)									
偏差 Δt_i									
黏度值计算 η									
黏度相对误差 E_η									

方案二　奥氏黏度计测量液体黏滞系数

【实验器材】

奥斯特瓦尔德黏度计、温度表、秒表、水槽、比重计、橡皮球、量杯、吸管、蒸馏水、酒精、烧杯等。

【实验原理】

泊肃叶公式指出，当黏度系数为 η 的液体在半径为 r_0、长为 L、两端压强差为 Δp 的水平细管中作稳定流动时，若 t 秒内流过的体积为 V，则流量（单位时间流过的体积）Q 由下式决定：

$$Q = \frac{V}{t} = \frac{\pi r_0^4 \Delta p}{8\eta L}$$

或写成：

$$\eta = \frac{\pi r_0^4 \Delta p \cdot t}{8VL} \tag{4-6}$$

由式（4-6）可以测定 η，但 r_0，L 和 Δp 等量难以测准，因此奥斯特瓦尔德（Ostwald）根据这一公式，设计了毛细管黏度计，通过比较法作相对测量求待测液体的黏度系数 η。

图 4-3 所示为奥氏黏度计（又称毛细管黏度计），它由玻璃材料制成。形状基本上是一个 U 形管，P 泡位置较高，上下两端各有一条细刻痕标记 A 和 B，刻痕 B 下是一段粗细均匀的毛细管 BC，Q 泡位置较低，是存待测液体的。

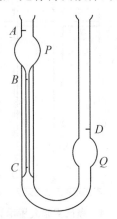

图 4-3　奥氏黏度计

测量时常以蒸馏水作为标准液体，在某一温度下设蒸馏水的黏度系数为 η_1，密度为 ρ_1，如以适当体积的蒸馏水注入黏度计并使之升到 A 处，毛细管两端出现的压强差，将使管中的液体向下流动。液面自 A 向 B 降低，如液面从 A 降至 B 的时间为 t_1，这段时间流过毛细管的蒸馏水体积等于 A 与 B 刻痕间液体的体积。如换用同体积的待测液体，此液体的密度为 ρ_2，当液面从 A 降至 B 时，流过毛细管的待测液体体积必与流过的蒸馏水的体积相同，但流过的时间为 t_2，由式（4-6）可得蒸馏水和待测液体流量方程分别为：

$$\eta_1 = \frac{\pi r_0^4 \Delta p_1 \cdot t_1}{8VL}$$

$$\eta_2 = \frac{\pi r_0^4 \Delta p_2 \cdot t_2}{8VL}$$

将上述两式相比，约去相同的量后得：

$$\frac{\eta_2}{\eta_1} = \frac{\Delta p_2 \cdot t_2}{\Delta p_1 \cdot t_1} \qquad (4-7)$$

两种液体均以相同的体积流过等截面的同一毛细管，在流动过程中，同体积的液体作用在毛细管段液体上的压强差所对应的液柱高度差 Δh 及其变化情况都相同，而 $\Delta p = \rho g \cdot \Delta h$，因此有 $\dfrac{\Delta p_2}{\Delta p_1} = \dfrac{\rho_2}{\rho_1}$，代入式（4-7）得：

$$\eta_2 = \frac{\rho_2 t_2 \eta_1}{\rho_1 t_1} \qquad (4-8)$$

由此可见，如果已知 η_1，ρ_1，ρ_2，则只要测出 t_1，t_2 就可以求得 η_2。这样，只要用绝对测量法测准一种液体的黏度系数，就可用比较法测定其他液体的黏度系数。

用比较法测黏度系数时，必须保证在同一条件下进行实验，即：使用同一支黏度计（r_0，L 相同），两种液体的体积 V 相同，实验时维持温度相同，并要保持黏度计铅直。

液体的黏度系数随温度的升高而降低，因此，如已知某一温度下液体的黏度系数和密度以及其他温度下待测液体的密度，则此温度下待测液体的黏度系数也可通过比较法而求得。测量时，可将黏度计置于温度可以调节的水槽中，如图 4-4 所示，每固定一个温度，即可求得该温度下液体的黏度系数。

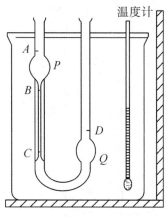

图 4-4　奥氏实验装置示意图

【实验内容与步骤】

1. 测定室温下酒精的黏度系数，水的黏度系数为已知值。

（1）先用自来水洗涤黏度计内部两次，再用蒸馏水洗涤两次，甩干。

（2）将黏度计铅直地放置在水槽中，并在水槽中插入温度计，记下温度值 T_1。

（3）用量筒取适量蒸馏水从 Q 泡上口缓缓注入管中直到刻痕 D，待几分钟后，将水槽温度记下，准备好秒表。

（4）用橡皮球从 P 泡上口将水缓缓地吸到刻痕 A 以上少许（注意控制橡皮球，切忌将水吸入软管中），移开橡皮球，当液面降到 A 处时，启动秒表，开始计时，当液面降到 B 处，使秒表停动，记下秒表所示的时间 t_1，如此重复五次，求出 t_{1n}（其中 $n=1$，2，…，5 为测量次数）的平均值 $\bar{t}_1$ 和平均绝对误差 Δt_1。

（5）从水槽中取出黏度计，将其中的蒸馏水从黏度计中倒出，甩干。

（6）将适量酒精注入黏度计，仍保证液面在刻痕 D 处，重复步骤（4），测出 t_2，并求出 t_{2n}（其中 $n=1$，2，…，5 为测量次数）的平均值 $\bar{t}_2$ 和平均绝对误差 Δt_2。

（7）读出此时的温度 T_2，求出实验过程中的平均温度 T。

（8）用比重计测出酒精的密度 ρ_2。

（9）由附表 4-2 及附表 4-4 查出在温度 T 下蒸馏水的黏度系数 η_1 和密度 ρ_1。

（10）由式（4-8）算出在温度 T 下酒精的黏度系数 η_2。

2. 测定不同温度下蒸馏水的黏度系数。

（1）从温度 T 开始，改变水槽的温度，每次升高 5℃（改变 3～5 次），待温度达到平衡时，按上述步骤（4）进行测量。

（2）以温度 T 下的黏度系数为标准，从附表 4-4 中查出对应温度下水的密度，由式（4-8）计算出各对应温度下水的黏度系数。检验实验结果是否证明了水的黏度系数随温度的升高而减小。

【数据记录与处理】

酒精的黏度系数的测量是间接测量，计算公式为：

$$\eta_2 = \frac{\rho_2 t_2 \eta_1}{\rho_1 t_1}$$

公式中，t_1，t_2 和 ρ_2 是直接测得量，其中 t_1，t_2 是多次测量，ρ_2 是一次测量；把 η_1，ρ_1 看作常量。根据记录表中的数据先算出 $\bar{\eta}_2$，再算出 η_2 的相对误差 E_{η_2}，然后算出其平均绝对误差 $\Delta\eta_2$，最后写出测量结果。请仔细阅读绪论后进行数据处理。

【注意事项】

黏度系数与液体的纯度关系很大，所以黏度计一定要洗涤干净。

表 4−2　酒精黏度系数的测定记录

秒表精度：　　　　　　　比重计精度：

实验温度：$T_1 =$ 　　　　$T_2 =$ 　　　　$T =$

	次数 n	蒸馏水		酒精	
		t_{1n}	Δt_{1n}	t_{2n}	Δt_{2n}
AB 段液体通过 BC 段毛细管所需时间 t(s)	1				
	2				
	3				
	4				
	5				
	平均	$\bar{t}_1 =$	$\Delta t_1 =$	$\bar{t}_2 =$	$\Delta t_2 =$
密度（kg/m³）		$\rho_1 =$		$\rho_2 =$	
黏度系数（×10⁻³Pa·s）		$\eta_1 =$			

附表 4−1　不同温度下蓖麻油的黏滞系数

T(℃)	η(Pa·s)	T(℃)	η(Pa·s)	T(℃)	η(Pa·s)	T(℃)	η(Pa·s)	T(℃)	η(Pa·s)
4.5	4.00	13.0	1.87	18.0	1.17	23.0	0.75	30.0	0.45
6.0	3.46	13.5	1.79	18.5	1.13	23.5	0.71	31.0	0.42
7.5	3.03	14.0	1.71	19.0	1.08	24.0	0.69	32.0	0.40
9.5	2.53	14.5	1.63	19.5	1.04	24.5	0.64	33.5	0.35
10.0	2.41	15.0	1.56	20.0	0.99	25.0	0.60	35.5	0.30
10.5	2.32	15.5	1.49	20.5	0.94	25.5	0.58	39.0	0.25
11.0	2.23	16.0	1.40	21.0	0.90	26.0	0.57	42.0	0.20
11.5	2.14	16.5	1.34	21.5	0.86	27.0	0.53	45.0	0.15

续附表4-1

T (℃)	η (Pa·s)	T (℃)	η (Pa·s)	T (℃)	η (Pa·s)	T (℃)	η (Pa·s)	T (℃)	η (Pa·s)
12.0	2.05	17.0	1.27	22.0	0.83	28.0	0.49	48.0	0.10
12.5	1.97	17.5	1.23	22.5	0.79	29.0	0.47	50.0	0.06

附表4-2 水在不同温度下的黏度系数

$(\times 10^{-3}\,\text{Pa·s})$

温度（℃）	黏度系数	温度（℃）	黏度系数	温度（℃）	黏度系数	温度（℃）	黏度系数
1	1.728	11	1.271	21	0.9779	31	0.7808
2	1.671	12	1.235	22	0.9548	32	0.7647
3	1.618	13	1.202	23	0.9325	33	0.7491
4	1.567	14	1.169	24	0.9111	34	0.7340
5	1.519	15	1.120	25	0.8904	35	0.7194
6	1.472	16	1.109	26	0.8737	36	0.7052
7	1.428	17	1.081	27	0.8513	37	0.6915
8	1.386	18	1.053	28	0.8327	38	0.6783
9	1.346	19	1.027	29	0.8148	39	0.6653
10	1.307	20	1.002	30	0.7975	40	0.6509

附表4-3 不同温度下酒精的黏度系数

$(\times 10^{-3}\,\text{Pa·s})$

温度（℃）	0	5	10	15	20	25	30
黏度系数	1.77	1.62	1.46	1.33	1.20	1.10	1.01

附表4-4 标准大气压下不同温度水的密度

(kg·m^{-3})

温度（℃）	密度	温度（℃）	密度	温度（℃）	密度	温度（℃）	密度
1	999.900	11	999.605	21	997.992	31	995.340
2	999.940	12	999.498	22	997.770	32	995.025
3	999.965	13	999.377	23	997.533	33	994.702
4	999.973	14	999.244	24	997.296	34	994.371
5	999.965	15	999.099	25	997.044	35	994.031
6	999.941	16	998.943	26	996.783	36	993.60
7	999.902	17	998.774	27	996.512	37	993.33
8	999.849	18	998.595	28	996.232	38	992.96
9	999.781	19	998.405	29	995.944	39	992.59
10	999.700	20	998.203	30	995.406	40	992.21

实验 5　人耳纯音听阈曲线的测定

【实验目的】

1. 掌握人的听觉特点。
2. 了解并掌握纯音听阈的测定方法。
3. 掌握纯音听觉实验仪的使用方法。
4. 测定人耳的听阈曲线，证实人耳听阈与声音频率的关系。

【实验器材】

EP304S 听觉实验仪、耳机。

【实验原理】

一、人耳的听觉域

人类把能够引起人耳声音感觉的机械波称为声波。能让人耳产生听觉的机械波有一定的频率范围（20 Hz~20 kHz），也有一定的强度范围（10^{-13} W·m^{-2}~5 W·m^{-2}）。不在声频范围内的机械波，无论强度多大，都不能引起听觉；在声频范围内的机械波（声波），声强过低不能使人产生听觉，声强过高也不能引起听觉只能引起耳的疼痛。对于某一可闻频率的声波而言，能使人耳对其产生听觉的最低声强称为该频率声波的听阈。人耳对不同频率的声波的听阈不同。若以声波频率为横坐标，以声强为纵坐标建立一个坐标系，则该坐标系中的某一点就表示某一特定频率、特定声强的声波。表示人类听阈的各个点连成的曲线称为听阈曲线。图 5-1 中最下面的曲线是根据全世界许多国家不同人种的大量正常人的听阈平均值得到的听阈曲线（注意：横坐标的标尺是对数标尺）。如果将表示使人耳产生痛觉的声波的点连成曲线就得到图 5-1 中最上面的痛阈曲线。听阈、痛阈两条曲线和 20 Hz、20 kHz 两条竖直线围成的区域就是人类的听觉区域，简称听觉域。

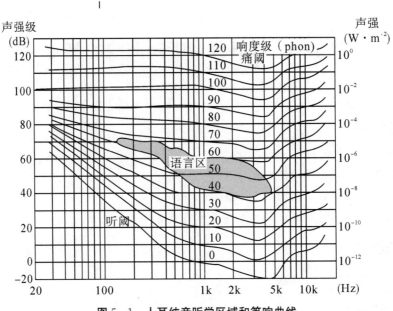

图 5-1　人耳纯音听觉区域和等响曲线

一个声音在听觉感受上有多响与这个声音的物理强度呈非线性关系，人耳也不能将声强范围 10^{-12} W·m^{-2}~1 W·m^{-2} 分辨出 10^{12} 个等级。研究发现人耳所感觉到的声音响度近似与声强的对数成正比，所以声学中通常采用对数标度来量度声强，称为声强级。定义强度为 I 的声波，其声强级 IL 为：

$$IL = 10\lg \frac{I}{I_0}(dB) \tag{5-1}$$

式中基准声强 $I_0 = 10^{-12}$ W·m^{-2}。由于声压更便于测量，所以也用声压级 SPL（sound pressure level）表示声波的强度，并定义：

$$SPL = 20\lg \frac{p}{p_0}(dB) \tag{5-2}$$

式中基准声压 $p_0 = 2 \times 10^{-5}$ N·m^{-2}。为此规定声强级、声压级的零分贝都以 1 000 Hz 为标准。图 5-1 中左边纵坐标是用声强级作标尺，也可以换成声压级作标尺。图中的每一条曲线都称为等响曲线，即同一条曲线上的各点代表的声音，人耳听起来的"响亮程度"是相同的。可见，一个声音有多响，与其频率和强度都有关。值得注意的是，声强级和声压级都是声音携带能量多少的客观量，而响度是人耳的主观感受，是主观量。强度级（声强级、声压级）相同但频率不同的声音，其响度可能相差很大；为了区分各种不同声音响度的大小，选用 1 000 Hz 声音的响度作为标准，将其他频率声音的响度与之相比较，只要它们的响度相同就说它们有相同的响度级。按此规定，对 1 000 Hz 的声音来说，其强度级在数值上等于响度级，只是单位不同，响度级的单位是方（phon）。显然，痛阈曲线是响度为 120 方的等响曲线，听阈曲线是响度为 0 方的等响曲线。

由图 5-1 可以看出，人耳对 2 kHz~5 kHz 的声音灵敏度最高。不同的人的听阈不完全相同，同一人的听阈也时有变动。使听阈变动的因素有许多，如测试环境的噪声、温度、湿度，受试者的注意力、生理活动等；随着年龄的增长，听阈也会发生变化。例如，

45 岁以上的人一般听不到频率高于 12 kHz 的声音，而且刚能听到 4 kHz 声音所需要的声强级比正常年轻人高 10 dB，即听阈比正常年轻人升高了 10 dB，听阈升高就意味着听力下降。由于平常生活中谈话时声波频带多在 200 Hz~2 kHz 的"语频段"，且强度在 50 dB 左右（见图 5-1 中"语言区"），所以，一般人不会注意到自己的听力下降。但人耳的许多病变都会引起听力下降，所以听力测验是临床耳科常做的检测。

二、听力测试方法

临床听力检查是诊断和鉴别听力障碍的主要方法，同时也是耳鸣诊断中不可缺少的检查项目。听力检查方法包括主观测听法和客观测听法两大类：（1）主观测听法，也称行为测听法。主要是根据受试者对声音刺激的行为反应来评估听力。（2）客观测听法，整个测试过程及测试结果不受被测者主观意识的影响。

本实验采用 EP304S 听觉实验仪进行纯音听阈测验，属于主观测听法。纯音听阈测试包括气导听阈测试和骨导听阈测试，虽然只是测试听觉的一个方面，但却是最基本和最重要的听力测验。纯音听力检查是临床最常用的听力检查方法之一。纯音听力检查方法不仅操作简单，还能比较全面地反映受试者的听力状况。借助纯音听力检查，我们可以准确地了解受试者听力损失程度，比较准确地分析出病变部位，有时候甚至能分析出导致耳聋的原因。此外，纯音听力检查不会给受试者造成创伤而且成本低廉。这些优势解释了纯音听力检查为什么能够在临床上得到广泛的应用。

纯音听力检查方法的不足之处在于：第一，需要受试者密切配合。对于那些无法配合或配合困难的患者，纯音听力检查几乎无能为力；第二，纯音听力检查使用的刺激信号为纯音，这是我们平时听不到、自然界中也根本不存在的声音。正因为如此，其结果往往不能反映受试者在日常生活中真实的言语听觉状况；第三，纯音听力检查方法要求受试者判断声音的有无和大小，而无须区别声音的不同，因此对于受试者听觉分辨能力的了解意义不大。

听力零级：听阈测试是测定听觉损伤程度最基本的测验，可以反映听力损害的情况。听力零级是作为测听标准的数据，也是听力计上表示听力的一个参数。常用听力计的设计是以一组正常青年人的平均听阈为标准的听阈零级的平均声压级。它代表一个国家或一个地区的"0"分贝的听力标准。正常青年人的听阈在听力计上为"0"分贝即听力零级，在医学上以此派生出的声音强度单位叫作听力级，简称 HL。听力零级有气导听力零级和骨导听力零级两种。气导零级是指对规定耳机输出正常听力所能感受的最小振动信号。骨导零级是指对规定骨导耳机输出正常听力所能感受的最小声信号。所以说，听力零级数值要通过耳机或仿真耳来测得。不同的耳机有不同的频率特征，不同的仿真耳用不同的阻抗特性来决定频响特性。

纯音听力计是利用电声学原理设计而成的精密电子仪器。可通过气导耳机和骨导器输出 9~11 个倍频程和半倍频程纯音信号，其声级可用衰减器上下调节。EP304S 听觉实验仪采用单片正弦波发生集成电路、高保真音频集成放大电路以获得波形失真小的正弦波以驱动耳机输出纯音；采用数字显示音量调节、数字显示输出频率、电子开关进行工作状态转换，使用极为方便；是较先进的纯音听力计，其操作控制面板如图 5-2 所示。

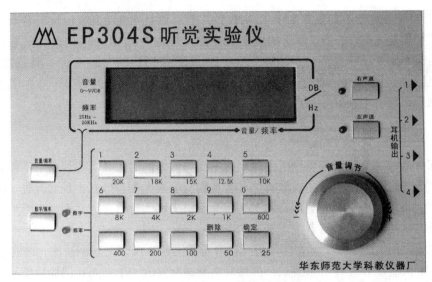

图 5-2　EP304S 听觉实验仪面板图

　　后侧板上有四路耳机插座，可配接专门配置的四副耳机同时对四名受试者进行测试。每路耳机的左右耳机是否输出信号可由面板上左右声道开关控制。输出信号的频率由面板上的频率选择按钮组的 15 个键控制，可输出 25 Hz～20 kHz 范围内的 15 个定点频率，需要输出哪一个频率的信号，按下相应键即可，同时频率显示屏显示频率数字。输出信号的强度由声强调节旋钮调节，输出信号的分贝值由音量显示屏显示出来。值得注意的是，纯音听力计各个定点频率输出信号的零分贝在出厂时已经按一定的规范、使用特定的设备，校准到中国人的"平均听阈"上。这个"平均听阈"是国家严格选定一定数量的健康青年人，反复进行听力测试后制定的标准，将正常青年人的气导平均听阈声压级定为 0 分贝，即所谓听力计气导 0 级或测听 0 级，为听力科学研究和听力计制造提供依据，称为听力计的"中国零级"。1980 年我国公布的"中国零级"与国际（ISO）零级仅在两个频率点上有较大差异，如表 5-1 所示。

表 5-1　听力计的中国零级与 ISO 零级

（声压级 dB）

频率（Hz）	125	250	500	1k	1.5k
中国零级	49.5	24.5	11.0	7.0	6.5
ISO 零级	45.0	25.5	11.5	7.0	6.5
频率（Hz）	2k	3k	4k	6k	8k
中国零级	5.5	8.0	7.5	3.0	0
ISO 零级	9.0	10.0	9.5	15.5	13.0

　　由于听力计的零分贝输出已校准到中国零级，因此用听力计为受试者测出的听阈分贝数是在"听力计零级"基础上增加的分贝数，即与正常耳相比损失的听力，与声强级、声压级的概念不同，其计量称为"听力级"HL（hearing level）分贝。按一定的操作规程测出两耳的气导听阈及骨导听阈，在专用听力表上绘制出听力图。临床上记录听阈的纯音听阈图以横坐标表示频率（Hz），以向下的纵坐标表示声级，这个声级就是"听力级"，如

图 5-3 所示，耳聋性质和听力损失程度一目了然。根据听力图形和两耳听力是否对称还可推断某些耳聋的致聋病因。应用纯音听力计的固有或附加装置可加做一些特殊试验，如双耳交替响度平衡试验、短增量敏感指数试验、音衰变试验等，可借以推断听觉系统的神经损害是在耳蜗或蜗后。

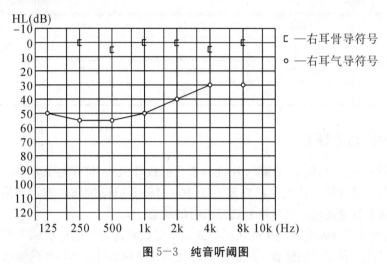

图 5-3 纯音听阈图

在测定听阈时，一般先测试气导，后测试骨导（骨导听阈测试要用专门的骨导耳机，本次实验只学习气导听阈测试）。听阈测试应在隔音室进行，且室内噪声应小于 30 dB。由于听觉器官对 1 000 Hz 的纯音比较敏感，测定听阈时一般先从这个音频开始，以后依次测试高频，再测试低频。在测定完其他频率后，为了确定测试的可靠性应再一次测定 1 000 Hz 纯音的听阈，与刚开始时测的结果进行比较。两次差异较大时应重新对所有频率进行测定。

听阈测试的通常手法有"上升法""下降法"和"升降法"。测量时如果用上升法测听阈，即调节声强从小到大，直到受试者听及为止，常导致测得的听阈较实际听阈高；反之，如果用下降法，即调节声强从大到小，直到受试者听到的声音刚好消失为止，则由于"声记忆"的影响，往往会使测得的听阈低于受试者的实际听阈。升降法就是同时使用上升法和下降法测量听阈，即先将声强调高到超过听阈的水平，待听到声音后再将声强减弱至受试者听不到为止；然后将声强调低 5 dB，再逐渐升高到受试者听及，记下此时的分贝值，在此值基础上将声强调高 5 dB，然后逐渐降低到受试者刚好听不到，记下此时的分贝值。由于上升法所测听阈常大于实际听阈，而下降法所测听阈小于实际听阈，两次的平均值就比较接近实际的听阈。测试听阈时宜使用断续音，这是由于听觉器官对于持续不变的微弱声音不易察觉，同等强度的声音如以间断的方式出现，察觉较易；此外，这种断续音也可避免产生听觉疲劳适应。在测量时还应注意，当两侧耳朵听力不同时，一般先在听力较好侧进行测量。如果两耳听力差异较大，对侧耳必须施加掩蔽噪声。

由于目前在耳机制造技术上的原因，耳机在整个音频范围内，各频率上转换效率的不同，导致在同样电平的驱动下，不同频率的声强不同。例如当频率为 1 000 Hz 时，音量显示为"56"，而频率换成 10 kHz 时，查表 10 kHz 为"−4"，则音量为 $56-4=52$；同理频率为 2 kHz 时，查表 2 kHz 为"5"，则音量为 $56+5=61$，由此可得到较正确的实验结果。对本实验中所用耳机，厂家给出的因耳机频率响应需要对实验结果进行修正的修正值如表5-2所示。

表5-2 因耳机频率响应对实验结果的修正值

20 kHz	18 kHz	14 kHz	12 kHz	10 kHz
−16	−13	−4	−0.5	−4
8 kHz	4 kHz	2 kHz	1 kHz	800 Hz
5.5	7.5	5	0	−3
400 Hz	200 Hz	100 Hz	50 Hz	25 Hz
−5	−7	−22	−23	−23

【实验内容与步骤】

1. 根据需要插上耳机1~2副（开机后禁止插拔耳机）。打开电源开关，按下与被测耳对应的左右声道按钮。戴上耳机熟悉一下100 Hz~8 kHz的测试音，如果40 dB听不到，可适当调节音量旋钮，然后恢复到开机时的状态。

2. 同桌的同学分成主试与受试互相测试。与受试者约定"刚好听到"和"刚好听不到"的手势。受试者背对主试者，主试者操作先送出1 000 Hz、40 dB的纯音，如果受试者被测耳能清晰听到，则调节音量旋钮降低声强直至刚好听不到，如果被测耳听不到测试声，则增大声强直至刚好听到。

3. 正式开始测试，室内需尽可能地保持安静。主试者用"升降法"以测试数据记录表中的9个定点频率对受试者的受试耳进行听阈测试，每个定点频率测3次，记录6个值。然后同法测对侧耳。

【数据记录与处理】

算出各定点频率的听阈平均值$\bar{L}$，根据耳机频率响应修正后的值作为测试结果L，一并填入表5-3中。根据实验数据按图5-3的式样画出听阈图。试作出评价。

表5-3 气导纯音听阈测试数据记录表

（　　）耳　　　　HL（dB）

听阈→频率↓ (Hz)	L_1	L_2	L_3	L_4	L_5	L_6	平均值$\bar{L}$	修正值	测试结果L
1k									
2k									
4k									
8k									
10k									
800									
400									
200									
100									

【思考题】

1. 按声强级和声压级的定义，对同一个声音两者的分贝值是否相等？
2. 听力级与声强级、声压级有何不同？
3. 强度级相同的声音听起来是否一样响？同一条等响曲线上的各种频率的声音听起来是否一样响？响度级不同的声音其强度级是否一定不同？

实验 6　用补偿法测电动势

【实验目的】

1. 掌握电位差计的工作原理和结构特点。
2. 理解补偿原理。
3. 学习用线式电位差计测量电动势。

【实验器材】

线式电位差计、标准电池、检流计、直流稳压电源、待测干电池、电阻箱、单刀开关、单刀双掷开关、滑动可变电阻。

【实验原理】

电位差计是精密测量中应用十分广泛的仪器，不但可以用来精确地测量电动势、电压，也可以用来测量电流、电阻、校准精密电表和直流电桥等仪表。在非电参量（如对温度、压力、位移、速度等的测量）的电测法中也占有重要地位。

由于采用了电位补偿原理，不需要被测电路向测量系统提供电流，相当于一个内阻为无穷大的电压测量系统。其测量结果仅仅依赖于准确度极高的标准电池的电动势、标准电阻及高灵敏度的检流计，所以其测量准确度可达到小数点后四位或更高。

一、电位补偿原理

当要测量图 6-1 中电源电动势或图 6-2 中两端电压时，若用电压表直接测量，由于电压表中必须有电流通过，测量值 U 比真实值偏小。对于图 6-1：

$$U = E_X - Ir = \frac{R_V}{R_V + r} \cdot E_X < E_X \qquad (6-1)$$

式中，R_V是电压表内阻，r 是被测电池的内阻。

对于图 6-2，R_2 两端电压的真实值应为：

$$U_X = \frac{R_2}{R_1 + R_2 + r} \cdot E \qquad (6-2)$$

式中，E 是被测电路电源电动势，r 是其内阻，而测量值为：

$$U = \frac{R_2//R_V}{R_1 + r + (R_2//R_V)} \cdot E = \frac{R_2 E}{R_1 + R_2 + r + \dfrac{R_2(R_1 + r)}{R_V}} < U_X \qquad (6-3)$$

由式（6-1）、（6-3）可以看出，只有当 $R_V \to \infty$ 时才有 $U = E_X$ 或 $U = U_X$。

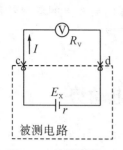

图 6-1　直接测量 E_X

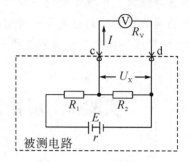

图 6-2　直接测量 U_X

E_X 通过简单计算算出的电压源 E_0，使其与被测电路联成"同极性对抗"的形式，并用一个灵敏电流计监测回路中的电流，如图 6-3、6-4 所示。显然，当灵敏电流计中无电流时有：$E_X = E_0$，$U_X = E_0$，这种情况称为被测电路得到补偿，这种方法称为电位补偿法。由于补偿回路中无电流，即测量系统不向被测电路索取电流，也不向被测电路输入电流，因而被测电路不受测量系统的"干扰"而保持原来的状态，故又称为"原位测量"。

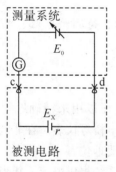

图 6-3　间接测量 E_X

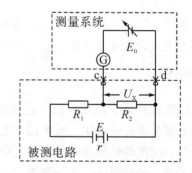

图 6-4　间接测量 U_X

二、电位差计的原理线路

电位差计是按电位补偿原理构成的测量仪器。由补偿原理可知，对于补偿电路 E_0 的要求，一是可变，即 E_0 要能方便地改变数值以便与被测的 E_X 或 U_X 相等达到补偿；二是精确和稳定，并要能直接读出或算出其数值。

电位差计中采用一个辅助回路来提供 E_0，其原理线路如图 6-5 所示。其中 E 为工作电源，通常用直流稳压电源，R_n 是限流电阻，E_S 是标准电池，E_X 表示被测电动势或电压。在线式电位差计中，ab 是一段均匀的电阻线；在箱式电位差计中，ab 则由一系列精密电阻串联而成。下面就线式电位差计来说明其工作原理。

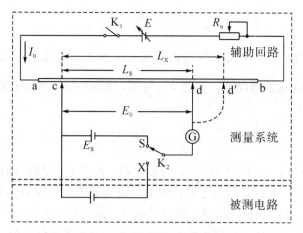

图 6-5　电位差计的原理图

当灵敏电流计 G 中无电流，辅助回路中有稳定的工作电流 I_0 通过时，从电阻线 ab 中的两个可动触点 c、d 引出的电压 U_{cd} 就是我们所需要的 E_0。

$$E_0 = U_{cd} = I_0 R_{cd} = \frac{I_0 \rho}{S} L_S$$

式中，ρ 是电阻线的电阻率，S 是其横截面积，L_S 是 cd 间的长度。可见，改变 L_S 或 I_0 就可以改变 E_0 的数值。

图中 K_2 接"S"或"X"可以将 E_S 或 E_X 分别接入电路中，当 E_0 与 E_S 达到补偿时，则有：

$$E_0 = E_S = \frac{I_0 \rho}{S} L_S$$

所以有：

$$\frac{E_S}{L_S} = \frac{I_0 \rho}{S} \tag{6-4}$$

在保证 I_0 不变的情况下，当 E_0 与 E_X 达到补偿时（此时 K_2 接"X"，设此时可动触点 d 已移到 d' 处），则：

$$E_X = E_0 = U_{cd} = I_0 R_{cd} = \frac{I_0 \rho}{S} L_X = \frac{E_S}{L_S} L_X$$

不难看出，当 E_0 与 E_S 达到补偿时，$\dfrac{E_S}{L_S}$ 或 $\dfrac{I_0 \rho}{S}$ 是一个相当重要的量，它实际上是 ab 电阻线每单位长度上的电压降；如果在测未知量 E_X 之前将 $\dfrac{E_S}{L_S}$ 或 $\dfrac{I_0 \rho}{S} L_S$ 确定下来，则 E_X 与 L_X 成正比。为此，定义：

$$A = \frac{E_S}{L_S} = \frac{I_0 \rho}{S} \tag{6-5}$$

可得：

$$E_X = A L_X \tag{6-6}$$

式（6-5）中 E_S 是标准电池的电动势，它的准确度相当高，例如汞镉标准电池在 20℃ 时，其电动势 $E_S(20) = 1.018\,64$ V。如果将 L_S 定为 $5.093\,2$ m，则有：

$$A = \frac{E_S(20)}{L_S} = \frac{1.018\,64\ V}{5.093\,2\ m} = 0.200\,00\ V \cdot m^{-1}$$

A 可以有五位有效数字，其中长度测量精确到 mm 是十分容易的。由式（6－5）还可以看出，在 $A = \frac{E_S}{L_S}$ 已确定的情况下，要使 E_0 与 E_S 达到补偿，必须有恰当的工作电流 I_0，而由辅助回路可知：

$$I_0 = \frac{E}{R_{ab} + r + R + R_n} \tag{6－7}$$

式中，r 是 E_S 的内阻，R_{ab} 是电阻线 ab 的总电阻，R 是连接辅助回路的导线的总电阻。在辅助回路接好后，以上各量均是定值，因此可以调整限流电阻 R_n 或工作电源的电动势 E，使 I_0 达到要求；而 I_0 是否达到要求只要看 E_0 是否与 E_S 达到补偿而不需要高精度的电流计，这也是电位差计仅借助于高精度的标准电池就能进行高精度测量的原因。

【仪器描述】

线式电位差计结构简单、直观，测量结果也较准确，如图 6－6 所示。图中电阻线 ab 总长度为 11 m，往复绕接在线插孔 b、0、1、2……10 上，每两个插孔之间的长度均为 1 m。活动插头 c 可以根据需要插在 0～10 号插孔中的任一位置。电阻线 0b 之间长度为 1 m，旁边附着一把有毫米刻度的米尺，滑动触头 d 可以在 0b 间左右滑动；这样，cd 间的电阻线长度可以在 0～11 m 间连续变化，从而得到补偿电压 E_0 的变化范围是：

$$0 \leqslant E_0 \leqslant A L_{ab} \tag{6－8}$$

当然，这就是在该确定的 A 值情况下的量程。

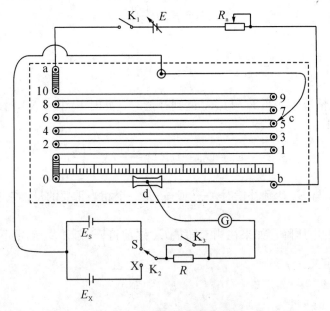

图 6－6　电位差计实验线路图

外接元件中，可调输出稳压电源 E 和可变电阻 R_n 用以调定工作电流 I_0；单刀双掷开关 K_2 用以选择接通 E_S 或 E_X；保护电阻 R 用以保护标准电池和检流计，在未到补偿前，K_3 断开，R 接入电路，在达到基本补偿时，K_3 应接通，R 被短路以便不影响测量的灵敏度。标准电池 E_S 是用来作为电动势标准的原电池，它具有如下特点：

1. 电动势恒定，使用中随时间的变化也很小，内阻较大且相当稳定。

2. 电动势随温度而产生变化，可以用下面的经验公式加以修正：

$$E_S(t) = E_S(20) - (t - 20)(t + 20) \times 10^{-6} (\text{V}) \tag{6-9}$$

式中，$E_S(t)$ 是室温为 t℃时，标准电池的实际电动势，单位为"V"；$E_S(20)$ 是室温为 20℃时标准电动势的值，该值通常在标准电池上注明。本实验中的标准电池，$E_S(20) = 1.018\ 64$ V。

3. 标准电池是复制"伏特"量值的标准量具，不能作为电源使用。通入或取自Ⅰ级和Ⅱ级标准电池的电流不应大于 10^{-6} A，对于Ⅲ级标准电池也不能超过 10^{-5} A。凡误用指针式电压表测量过其端电压或因误操作使其有过较大电流通过时，均不能再用。只有经过长时间多次考核，证明其电动势仍稳定、各项参数仍符合要求，方可决定能否继续使用，否则会造成检定错误。

标准电池在使用中严禁摇晃和震动，工作环境温度波动应尽量小，极性决不能接反，更不能短路，因此应十分小心。

【实验内容与步骤】

1. 按图 6-6 连接电路，接线时要断开所有开关，特别注意标准电池的极性要与补偿电压 E_0 成"同极性对抗"的原则。

2. 电位差计的校准。

所谓"电位差计的校准"就是在设定 A 值的情况下，调整 R_n 使工作电流 I_0 取恰当的值从而使 E_0 与 E_S 达到补偿。例如，设定 $A = 0.200\ 00$ V · m^{-1}，应先记下室温 t，由式（6-9）算出 $E_S(t)$，再根据式（6-5）算出 L_S。假定实验中室温为 10℃，则：

$$\begin{aligned} E_S(10) &\approx E_S(20) - (t - 20)(t + 20) \times 10^{-6} \\ &= 1.018\ 64 - (10 - 20)(10 + 20) \times 10^{-6} \\ &= 1.018\ 94\ (\text{V}) \end{aligned}$$

即从理论上说明，当线式电位差计的 A 为设计的 0.200 00 V · m^{-1} 时，从电位差计上 5.094 7 m 两端取出的电压应与标准电池的电动势达到补偿。我们可以将这一过程按逆向进行，从而使电位差计工作在我们所希望的电流值上。

首先，接通直流稳压电源的开关，数字万用表拨到直流 2 V 挡，两表笔接线式电位差计上相邻的 2 个插孔，测 2 米长电阻线上的电压，调整直流稳压电源的输出电压（或调整 R_n），使测量值为 0.400 V，这样操作的结果是将 A 粗调至 0.200 V · m^{-1}。

然后将活动插头 c 插入编号为 L_S 值的整数"5"的插孔，将滑动触头 d 移至距米尺左端 0.097 4 m 处，把 K_2 拨到"S"端，将标准电池接入电路，断开 K_3，"跃接" d（即按下电钥 d 端短时接通又断开），同时观察检流计指针的摆动情况，仔细调整直流稳压电源的输出电压（或调整 R_n）使跃接 d 时检流计指示为零；接通 K_3，再仔细调整直流稳压电源的输出电压（或调整 R_n），直到跃接 d 时检流计指示仍为零。此时 E_0 与 E_S 已达到"满意补偿"。如果调整直流稳压电源的输出电压（或调整 R_n）不能达到满意补偿，也可以微微移动 d 在电阻线上的位置直到满意补偿，记下实际的 L_S 值。由于辅助回路的工作条件可能发生变化，如工作电源 E 不稳定，限流电阻 R_n 因通电发热有所变化等原因使 I_0

偏离原值，为了保证测量工作的标准化，测量过程中应勤于进行校准操作。

3. 测量。

将 K_2 拨到"X"端使 E_X 接入电路，估计待测量的大小，例如，干电池电动势约为 1.5 V，则 L_S 应约为：

$$L_S = \frac{E_X}{A} = \frac{1.5}{0.2} = 7.5 \ (m)$$

可将活动插头 d 端改插到编号为"7"的插孔，滑动触头 d 移到 0.500 0 m 处，断开 K_3，跃接 d，同时观察检流计，若不指零，仔细移动 d 的位置直到检流计指零；然后接通 K_3，跃接 d，直到检流计仍指零为止，记下 L_X 的长度。我们将这一操作称为"补偿操作"。

如果不能估计待测量和大小，可将滑动触头 d 移到米尺右端"b"处，断开 K_3，再将活动插头 c 插入编号为"8"的插孔，跃接 d，观察检流计的指针的偏向，再依次将 c 插入编号为 9、8……插孔，找到检流计指针改变偏转方向的插孔，例如第"6"号插孔，然后将 c 插入前 1 号插孔即第"7"号插孔，移动 d，重复"补偿操作"直到满意补偿。

必须特别指出，在进行测量的过程中，不能调整直流稳压电源的输出电压（或调整 R_n）改变 I_0 来使 E_0 与 E_X 达到补偿。（想一想，这是为什么？）

4. 重复上述"校准"和"测量"共三次，记下有关数据，填入数据记录表 6-1 中。

【数据记录与处理】

表 6-1　线式电位差计测干电池电动势记录表

$E_S(20) = $ _____	$t = $ _____	$E_S(t) = $ _____		
设计 A= _____ V·m^{-1}				
测定次数	L_S (m)	L_X (m)	A 的实验值 $A_实 = E_S(t)/L_S$ (V·m^{-1})	$E_X = A_实 L_X$
1				
2				
3				
$\overline{E_X} = $				

【思考题】

1. 在校准和测量过程中，如果发现检流计指针总往一边偏，试分析各有哪些原因？

2. 图 6-7 为用电位差计测定干电池内阻的电路，R' 是可以准确设定阻值的电阻箱。写出操作步骤和干电池内阻 r 的计算式。

3. 某人用图 6-8 的电路测干电池的电动势 E_X，试分析其原理并写出操作步骤。

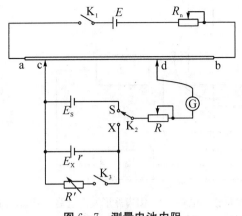

图 6-7 测量电池内阻

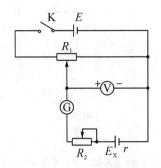

图 6-8 测量干电池的电动势

实验 7 电子示波器的使用

【实验目的】

1. 了解示波器的结构和工作原理。
2. 熟悉 ST-16B 示波器各旋钮的作用。
3. 学会用 ST-16B 示波器观察电信号波形，测量电压、频率和相位。
4. 研究互相垂直的简谐振动的合成，验证李萨如图形中两个信号的频率与图形的关系。

【实验器材】

ST-16B 示波器、YB1602 函数发生器（2 台）、导线。

【实验原理】

电子示波器（简称示波器）是一种利用阴极射线管来显示电信号变化过程的图形（又称波形）的常用电子仪器。可以用来观察电压随时间的变化过程，也可以用来测量电信号电压的幅值、频率和相位等，还可以显示两个相关量的函数图形。对于许多非电变化的过程，也可以用换能器转换成电学量的变化，再用示波器来进行观察研究。示波器在医学研究和临床诊断中有广泛的应用，它可以用来观测心电、脑电、肌电和心音等生理指标以及对病员进行监护等。示波器的原理框图如图 7-1 所示。

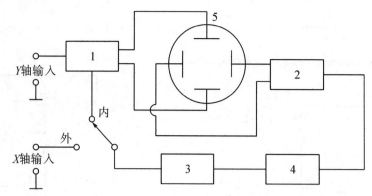

1-Y轴放大器 2-X轴放大器 3-触发放大及整形电路 4-锯齿波形发生电路 5-示波管

图 7-1 示波器原理框图

一、示波器的组成

示波管是示波器的主要部件，其结构如图 7-2 所示。它是由一个抽成高真空的玻璃泡中封入电子枪、两对偏转板、荧光屏三部分组成的。

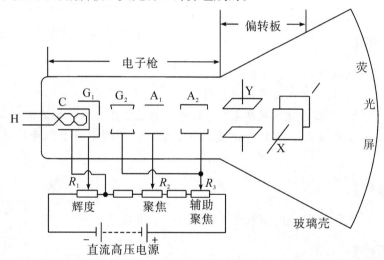

H-钨丝加热电极 G_1-控制栅极 G_2-第二栅极 A_1-第一加速阳极 A_2-第二加速阳极
C-电极 X-水平偏转板 Y-垂直偏转板

图 7-2 示波管结构示意图

电子枪包括灯丝（钨丝加热电极 H）、阴极（电极 C）、栅极（控制栅极 G_1、第二栅极 G_2）和阳极（第一加速阳极 A_1 和第二加速阳极 A_2）。电子枪的作用是产生和发射出高速电子并聚焦为极细的电子射线射向荧光屏。其中，灯丝用以加热阴极使之发射电子。电位器 R_1 用以调节加到 G_1 上的电位，从而控制射向荧光屏的电子数量以调节亮度，称为辉度调节。G_2、A_1、A_2 的电位均远高于 C，它们组成聚焦系统（相当于电子透镜），对电子束进行聚焦和加速；调节电位器 R_2（聚焦）和 R_3（辅助聚焦）可以改变"电子透镜"的焦距使得高速电子打到荧光屏上时恰好聚成很细的一束。通常第二栅极 G_2 与第二阳极 A_2 相连，对阴极来说它们具有相同的高电位，可避免在 A_2 和偏转板之间出现散焦。

荧光屏上涂有荧光粉，电子打上去它就发光，形成光斑。荧光屏前有一块透明的、带刻度的坐标板，供测量光点位置用，在性能较好的示波管中，通常将刻度线直接刻在屏玻璃内表面上，使其与荧光粉紧贴在一起，以消除视差，使光点位置的测量更准确。

两对互相垂直的偏转板，一对叫 Y 轴偏转板（或称垂直偏转板），另一对叫 X 轴偏转板（或称水平偏转板）。偏转板的作用是使电子束按一定规律上下、左右移动。当两对偏转板加上电压时，通过其间的电子束在电场的作用下就会在水平和垂直方向上发生偏转。在一定范围内，荧光屏上亮点的位移与偏转板上所加电压成正比。因此，调节偏转板上预加的直流电压就能调节亮点的位置，示波器面板上的"X 轴位移"和"Y 轴位移"即用于此项调节。

若在垂直偏转板上加周期性交变电压，屏上光点将随电压的变化在竖直方向来回运动，如果电压频率较高，则看到的将是一条竖直亮线，如图 7-3(a)所示。若在水平偏转板上加一个随时间作线性增加的锯齿波电压，此电压从零开始随时间增加到最大，然后又突然回到零，电子束在锯齿波电压作用下，在荧光屏上从一端移动到另一端形成一条水平亮迹，如图 7-3(b)所示。锯齿波电压周而复始的作用称为扫描，故把锯齿波电压称为扫描电压。只有 Y 轴加上被显示信号的同时在 X 轴上加扫描电压才能显示出 Y 轴信号的波形，如图 7-3(c)所示。扫描作用使亮点水平位移与时间成正比，扫描电压的周期的长短决定了荧光屏水平方向上每格（div）所代表的时间值，称为时基。如果我们校准了扫描电压的周期，亦即校准了时基，就可以测量被显示信号的时间参数。

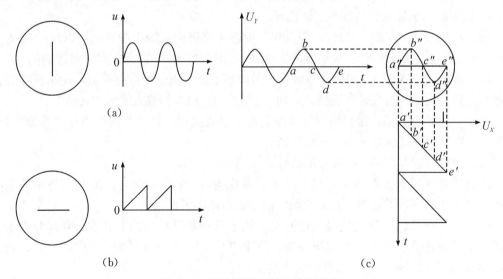

图 7-3　示波器显示正弦波形原理图

荧光屏上能呈现稳定的信号电压波形的条件是：扫描电压的周期是垂直偏转板上所加信号电压的周期的整数倍。否则，屏上的波形会发生左右移动，不能稳定，造成观测困难，这是由于每次扫描所显示的波形的起始点不重合而造成的。解决的办法有两种：一种是改变扫描电压的周期使之等于 Y 轴信号周期的整数倍，另一种是使用触发扫描。在触发扫描模式下，当触发信号未到或触发电平不正确时，扫描系统处于等待状态，荧光屏上没有扫描线，须由被显示的 Y 轴信号引离出内部触发信号去启动扫描锯齿波发生器使之开始扫描，由于每次扫描都始于被显示信号的某一特定点，所以显示的波形稳定，且不影响时基的选定，故要对被显示信号进行时间参数测定时都应使用"触发扫描"。ST－16B 型示波器有两种扫描方式："自动"和"触发扫描"。自动方式下，无论有无 Y 轴信号和触发信号，都进行扫描。

二、示波器各旋钮的作用

现以 ST－16B 型示波器为例说明各旋钮的作用。

(1) 电源开关和指示灯：开关拨向"ON"的位置，指示灯亮，预热几分钟后，示波器就可正常使用。

(2) 辉度（✡）：调节图像的亮度。顺时针方向旋转，亮度增加。

(3) 聚焦（⊙）与辅助聚集（○）：使电子射线会聚成一细束，从而得到清晰的图像。

(4) Y 轴位移（上下）和 X 轴位移（左右）：分别用来调整图像在竖直方向和水平方向的位置。

(5) "V/div"：表明波形在 Y 轴方向每格的电压值，即电压标尺的大小，从"0.02 V"到"5 V"共 8 挡，使用时根据输入信号电压正确选择。最左边的"⊓"挡是示波器内部提供的 50 Hz 方波试验信号，用来观察方波或校准示波器 Y 轴电压标尺 X 轴时基是否正确。

(6) Y 轴增幅（VERNIER）："V/div"步进大旋钮中央的小旋钮，用以连续改变 Y 轴放大器的增益。当顺时针旋到"校准"（CAL）时，"V/div"电压标尺才是准确的。

(7) "t/div"：表明波形在 X 轴方向每格所占时间，从"0.1 μs"到"10 ms"共 16 挡，使用时根据输入信号频率正确选择。

(8) X 轴增幅（VERNIER）："t/div"步进大旋钮中央的小旋钮，用以连续改变 X 轴放大器的增益。当顺时针旋到"校准"（CAL）时，"t/div"时间标尺才是准确的。

(9) 电平（LEVEL）：用以调节触发信号波形上触发点的相应电平值，使示波器在这一电平上启动扫描。当顺时针旋到"自动"（AUTO）时，扫描方式为"自动"。

(10) "AC/⊥/DC"：根据所测信号是交流还是直流可选择"交流"挡或"直流"挡。处于"接地"时外接信号不能进入示波器。

(11) "Y 轴输入"端子：被显示信号输入端子。

(12) "外、X 触发"端子：当要将示波器作为 X－Y 显示器时，X 轴信号由此端子送入。特殊情况下，需要引入外来的触发信号也由此端子送入。

(13) "+/－/X"：触发信号极性开关，用于选择触发信号的上升或下降部分来触发扫描电路。当处于 X 位置，同时下一项"INT/TV/EXT"处于"外"（EXT）时，将使"外、X 触发"端子成为水平信号的输入端子。

(14) "INT/TV/EXT"：用于选择触发扫描信号的种类。当处于"内"（INT）时，触发信号取自 Y 轴信号。处于"电视"（TV）时，来自 Y 轴放大器中的被测电视信号，通过积分电路，使示波器上显示的电视信号与场频同步，此功能常用于电视机的修理。

【实验内容与步骤】

1. 开机前的准备：注意各旋钮应置于何种位置，正确置定后开机，调整辉度、聚集，观察机内方波试验信号是否合乎要求。

2. 观测函数发生器（1）输出的正弦波信号（50 Hz）：将变压器输出信号接到示波器

的 Y 通道，将旋钮拨到适当位置，使正弦波在显示屏中部，大小适中，调节 t/div 使示波器出现 2 到 3 个完整波形，将 LEVEL 调离 AUTO 位置，改用触发扫描使波形稳定。

（1）测出此正弦波的峰－峰值，$U_{\mathrm{P-P}}=$ 格数×V/div值，则

峰值：

$$U_{\mathrm{P}}=\frac{1}{2}U_{\mathrm{P-P}}$$

有效值：

$$U=\frac{1}{2\sqrt{2}}U_{\mathrm{P-P}}$$

（2）读出相邻峰－峰间的水平格数，其周期 $T=$ 格数×t/div 值，则频率 $f=\frac{1}{T}$。

3. 测量三角波信号电压与时间参数：

将函数发生器（2）输出信号接到示波器 Y 通道，由它送出频率为 1 000 Hz 的三角波信号。调整示波器 V/div 和 t/div 使显示波形适当，调节 LEVEL 使波形稳定，测出三角波的峰－峰值 $U_{\mathrm{P-P}}$，测出三角波的上升时间 $T_{上}$ 和下降时间 $T_{下}$。

4. 验证李萨如图形关系：

$$\frac{f_y}{f_x}=\frac{N_x}{N_y}=\frac{C_x}{C_y} \tag{7-1}$$

式中：f_y 是 Y 通道送入的正弦信号频率，f_x 是 X 通道送入的正弦信号频率，N_x 是图形与 X 方向切线的切点数，N_y 是图形与 Y 方向切线的切点数，C_x 是图形与 X 轴的交点数，C_y 是图形与 Y 轴的交点数。

李萨如图形是两个互相垂直的简谐振动叠加的结果，由于该图形的形状与两个简谐振动的频率和相位有关，可以利用李萨如图形在已知一个频率的情况下测量另一个频率，或测定两个信号的相位差。下面的实验可验证上述频率关系。

（1）由函数发生器（1）送出 50 Hz 交流信号接入 Y 通道，由函数发生器（2）送出 50 Hz 正弦信号，将其接入 X 通道。正确设置示波器各旋钮，使示波器成为 X－Y 显示器，显示出大小适当的李萨如图形，并画出该图形。

（2）使函数发生器（2）依次送出 100 Hz、150 Hz、75 Hz、66.6 Hz、33.3 Hz、25 Hz 信号，画出李萨如图形。

（3）分别数出步骤（1）和（2）中得到的李萨如图形的切点数、交点数，验证式 (7-1)是否正确。附表 7-1 列出了几种情况下李萨如图形。

【数据记录与处理】

表 7-1　测信号的电压和频率

Y 轴坐标格数 (div)	Y 轴灵敏度示数 (V/div)	U_{P-P} (V) 格数×V/div 值	$U=\dfrac{1}{2\sqrt{2}}U_{P-P}$ （V）
X 轴坐标格数 (div)	X 轴衰减指示数 (t/div)	T(ms) 格数×t/div 值	$f=\dfrac{1}{T}$ （Hz）

表 7-2　测三角波参数

波形					
上升时间 $T_{上}$		下降时间 $T_{下}$		峰—峰值 U_{P-P}	
X 轴向格数	时基	X 轴向格数	时基	Y 轴向格数	Y 轴灵敏度

表 7-3　验证李萨如图形关系

\multicolumn{6}{c}{Y 通道信号由变压器提供，电压：2 V}					
Y 通道 f_y	X 通道 f_x	李萨如图形	N_y	N_x	$N_y:N_x$ 的理论值
50 Hz	100 Hz				
50 Hz	150 Hz				
50 Hz	75 Hz				
50 Hz	66.6 Hz				
50 Hz	33.3 Hz				
50 Hz	25 Hz				
结论：					

附表 7-1　李萨如图形举例

$f_y:f_x$	1:1	1:2	1:3	2:3	3:2	3:4
李萨如图形	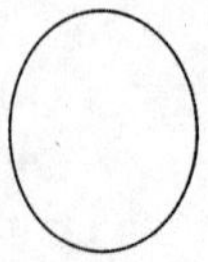	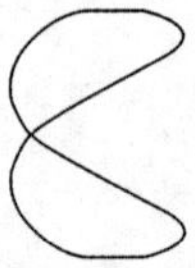	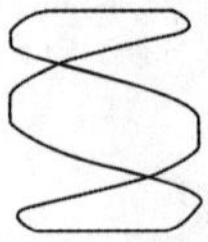	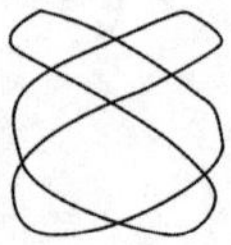	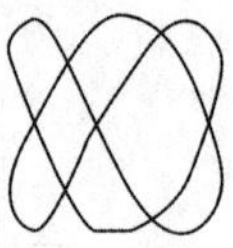	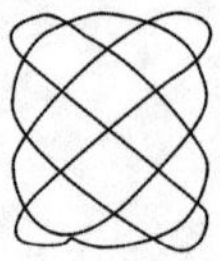
N_x	1	1	1	2	3	3
N_y	1	2	3	3	2	4

实验 8　霍尔效应及其应用

【实验目的】

1. 了解霍尔效应及其测磁场的原理和方法。
2. 观察磁电效应现象。
3. 掌握用霍尔元件测量磁场及元件参数的基本方法。
4. 掌握对称测量法消除副效应的方法。

【实验器材】

霍尔效应实验仪、测试仪、特斯拉计。

【实验原理】

霍尔效应是一种磁电效应。在匀强磁场中放一金属薄板，使板面与磁场方向垂直，当沿垂直磁场方向给金属板通以电流时，在垂直电流和磁场方向的金属板两侧会产生一附加横向电场。这一现象是霍尔（A. H. Hall，1855—1938）于 1879 年发现的，因此被称为霍尔效应。后来发现半导体、导电流体等也有这种现象。而半导体的霍尔效应比金属强得多。霍尔效应不仅是测定半导体材料电学参数的主要手段，而且利用霍尔效应原理将半导体制成磁敏器件被广泛应用于非电量测量、自动控制和信息处理等方面。流体中的霍尔效应已成为研究"磁流发电"的理论基础。

一、霍尔效应

霍尔效应从本质上讲是运动的带电粒子在磁场中受洛仑兹力作用而引起的偏转。当带电粒子（电子或空穴）被约束在固体材料中，这种偏转就导致在垂直电流和磁场的方向上产生正负电荷的聚积，从而形成附加的横向电场。对于图 8−1 所示的半导体试样，若在 x 方向通以电流 I_S，在 z 方向加磁场 B，则在 y 方向即试样 A、A' 电极两侧就开始聚积异号电荷而产生相应的附加电场。电场的指向取决于试样的导电类型。显然，该电场阻止载流子继续向侧面偏移，当载流子所受的横向电场力 $e \cdot E_H$ 与洛仑兹力相等时，试样两侧电荷的积累就达到平衡，故有：

$$eE_H = evB \qquad\qquad (8-1)$$

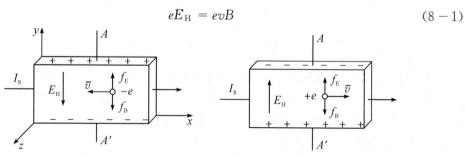

图 8−1　霍尔效应

式中：E_H 为霍尔电场，v 是载流子在电流方向上的平均漂移速度。设样品的宽度为 b，厚度为 d，载流子浓度为 n，则：

$$I_S = nevbd \qquad (8-2)$$

由式（8−1）和式（8−2）可得：

$$U_H = E_H \cdot b = \frac{1}{ne}\frac{I_S B}{d} = R_H \frac{I_S B}{d} \qquad (8-3)$$

其中，U_H（A、A' 电极之间的电压）即为霍尔电压。$R_H = \frac{1}{ne}$ 称为霍尔系数，是反映材料霍尔效应强弱的重要参数。只要测出 U_H(V)、B(T) 以及知道 I_S(A) 和 d(cm)，即可计算 R_H(m³·C⁻¹)：

$$R_H = \frac{U_H d}{I_S B} \qquad (8-4)$$

根据 R_H 可进一步确定以下参数：

（1）由 R_H 的符号（或霍尔电压的正负）判断样品的导电类型。判别的方法是按图 8−1 所示的 I_S 和 B 的方向（即测量中的 $+I_S$、$+B$），若测得的 $U_H < 0$（即 A' 的电位低于 A 的电位），则 R_H 为负，样品属 N 型材料，反之为 P 型材料。

（2）由 R_H 求得载流子浓度 $n = \frac{1}{|R_H|e}$。应该指出，这个关系式是假定所有载流子都具有相同的漂移速度得到的。严格一点，考虑载流子的速度统计分布，需引入 $\frac{3\pi}{8}$ 的修正因子。

（3）结合电导率的测量，求载流子的迁移率 μ。电导率 σ 与载流子浓度 n 以及迁移率 μ 之间有如下关系：

$$\sigma = ne\mu \qquad (8-5)$$

即 $\mu = |R_H| \cdot \sigma$，测出 σ 值即可求 μ。

二、霍尔效应中的副效应及其消除方法

上述推导是从理想情况出发的，实际情况要复杂得多。产生上述霍尔效应的同时还伴随产生 4 种副效应，使 U_H 的测量产生系统误差，为便于说明，画一简图如图 8−2 所示。

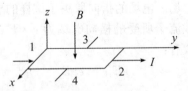

图 8−2　在磁场中的霍尔元件

（1）厄廷豪森（Etinghausen）效应引起的电势差 U_E。由于电子实际上并非以同一速度 v 沿 y 轴负向运动，速度大的电子回转半径大，能较快地到达接点 3 的侧面，从而导致 3 侧面较 4 侧面集中较多能量高的电子，结果 3、4 侧面出现温差，产生温差电动势 U_E。可以证明 $U_E \propto IB$。容易理解 U_E 的正负与 I 和 B 的方向有关。

（2）能斯特（Nernst）效应引起的电势差 U_N。焊点 1、2 间接触电阻可能不同，通电

发热程度不同，故 1、2 两点间温度可能不同，于是引起热扩散电流。与霍尔效应类似，该热扩散电流也会在 3、4 点间形成电势差 U_N。若只考虑接触电阻的差异，则 U_N 的方向仅与 B 的方向有关。

（3）里纪－勒迪克（Righi－Leduc）效应产生的电势差 U_R。上述热扩散电流的载流子由于速度不同，根据厄廷豪森效应同样的理由，又会在 3、4 点间形成温差电动势 U_R。U_R 的正负仅与 B 的方向有关，而与 I 的方向无关。

（4）不等电势效应引起的电势差 U_0。由于制造上的困难及材料的不均匀性，3、4 两点实际上不可能在同一条等势线上。因而只要有电流，即使没有磁场 B，3、4 两点间也会出现电势差 U_0。U_0 的正负只与电流 I 的方向有关，而与 B 的方向无关。

综上所述，在确定的磁场 B 和电流 I_S 下，实际测出的电压是霍尔效应电压与副效应产生的附加电压的代数和。人们可以通过对称测量方法，即改变 I_S 和磁场 B 的方向加以消除和减小副效应的影响。在规定了电流 I_S 和磁场 B 正、负方向后，可以测量出由下列四组不同方向的 I_S 和 B 组合的电压。即：

$+B$，$+I_S$：$U_1 = U_H + U_E + U_N + U_R + U_0$
$+B$，$-I_S$：$U_2 = -U_H - U_E + U_N + U_R - U_0$
$-B$，$-I_S$：$U_3 = -U_H - U_E - U_N - U_R + U_0$
$-B$，$+I_S$：$U_4 = U_H + U_E - U_N - U_R - U_0$

然后求 U_1、U_2、U_3、U_4 的代数平均值得：

$$U_H = \frac{1}{4}(U_1 - U_2 + U_3 - U_4) - U_E \qquad (8-6)$$

通过上述测量方法，虽然不能消除所有的副效应，但考虑到 U_E 较小，引入的误差不大，可以忽略不计，因此霍尔效应电压 U_H 可近似为：

$$U_H = \frac{1}{4}(U_1 - U_2 + U_3 - U_4) \qquad (8-7)$$

【实验内容与步骤】

一、实验准备

（1）测试仪的"I_S 调节"和"I_M 调节"旋钮均置零位（即逆时针旋到尽头）。

（2）测试仪的"I_S 输出"接实验仪的"I_S 输入"；"I_M 输出"接"I_M 输入"，并将 I_S 及 I_M 换向开关掷向背离实验者的一侧。

注意：决不允许将"I_M 输入"接到"I_S 输入"或"U_H、U_σ 输出"处，否则，一旦通电，霍尔样品即遭破坏。

（3）实验仪的"U_H、U_σ 输出"接测试仪的"U_H、U_σ 输入"，"U_H、U_σ 输入"切换开关倒向 U_H 一侧。

（4）接通电源，预热数分钟后，电流表显示"0.000"（当按下测量选择键或当放开测量选择键时）。有时，I_S 调节电位器或 I_M 调节电位器起点不为零，将出现电流表指示末位数不为零，亦属正常。电压表应显示"0.00"，若不为零，可通过面板左下方小孔内的电位器来调整。

二、测量

（1）测绘 U_H-I_S 曲线。置"测量选择"于 I_M（按键），顺时针转动"I_M 调节"旋钮，取 $I_M=0.900$ A，保持不变，然后置"测量选择"于 I_S 挡（放键），I_S 依次取值为 0.300 mA、0.600 mA、……1.800 mA，记录相应的 U_H 值，填入数据记录表 8-1 中。

（2）测绘 U_H-I_M 曲线。置"测量选择"于 I_S 挡（放键），取 $I_S=1.800$ mA，保持不变，然后置"测量选择"于 I_M 挡（按键），I_M 依次取值为 0.300 mA、0.400 mA……0.800 mA。记录相应的 U_H 值，填入数据表 8-2 中。

说明：为了消除副效应的影响，实验中采用对称测量法，即改变 I_S 和 B 的方向。

（3）用特斯拉计测磁场。取 $I_S=1.800$ mA，I_M 分别取 0.400 A、0.500 A、0.600 A、0.700 A、0.800 A，测量相应的 B 值，填入数据表 8-3 中。

说明：①测量中，应缓慢地转动变送器，使指针指示最大值，记录读数，然后将变送器从磁场中抽出，将变送器旋转 $180°$，再重新放入磁场中并缓慢转动读取最大值，这两次读数的平均值，即为该 I_M 对应的 B 值；②特斯拉计的灵敏阈为 0.02 mT；③特斯拉计的使用及校准见仪器说明书。

【数据处理】

（1）抄下仪器的型号、规格。

（2）处理数据表 8-1、8-2 中的数据，描绘 U_H-I_S 及 U_H-I_M 曲线。验证 U_H 与 I_S 成正比、U_H 与 $B(I_M)$ 成正比。

（3）由数据表 8-3 中的 B 及数据表 8-2 中相应的 U_H，根据式（8-4）计算 R_H（本实验中霍尔样品厚度 $d=0.50$ mm）。根据测量结果的不确定度的传递和合成，计算 $I_M=0.600$ A 时 R_H 的不确定度并给出测量结果的表达式。

（4）由 $R_H(U_H)$ 的正负确定样品的导电类型。

表 8-1 测绘 U_H-I_S 曲线数据记录表

$I_M=0.900$ A

I_S（mA）	U_1（mV）	U_2（mV）	U_3（mV）	U_4（mV）	U_H（mV）
	$+B$，$+I_S$	$+B$，$-I_S$	$-B$，$-I_S$	$-B$，$+I_S$	
0.300					
0.600					
0.900					
1.200					
1.500					
1.800					

表 8－2　测绘 U_H－I_M 曲线数据记录表

I_S＝1.800 mA

I_M（A）	U_1（mV） +B，+I_S	U_2（mV） +B，－I_S	U_3（mV） －B，－I_S	U_4（mV） －B，+I_S	U_H（mV）
0.300					
0.400					
0.500					
0.600					
0.700					
0.800					

表 8－3　磁场测定数据记录表

I_S＝1.800 mA

I_M（A）	0.400	0.500	0.600	0.700	0.800
B（mT）					

【思考题】

1. 如果磁场 B 不垂直于霍尔片，对测量结果有何影响？如何由实验判断 B 与霍尔片是否垂直？

2. 根据霍尔系数与载流子浓度的关系，试回答金属为何不宜制作霍尔元件？

3. 试判断：在其他条件一样时，温度提高，U_H 变大还是变小？由你判断的结果，设想霍尔元件还可有什么用途？

4. 利用霍尔元件可以读取磁带或磁盘记录的信息，试说明其原理。

5. 利用霍尔元件可制成罗盘指示方向，试说明其原理。

实验 9　用密立根油滴仪测量电子电量

【实验目的】

1. 观察带电油滴在电场中的运动情况，测定电子的电荷值，并验证电荷的不连续性。

2. 培养学生进行科学实验时的坚韧精神和严谨的科学态度。

3. 了解密立根油滴仪的结构和工作原理。

【实验器材】

MOD－4 型密立根油滴仪、直流高压稳压电源、放射线装置、显微镜、照明灯、秒表、喷雾器。

【实验原理】

美国著名实验物理学家密立根（Robert A. Millkan）花了七年时间（1909—1917）所做的测量微小油滴上所带电荷的工作在近代物理学发展中具有重要意义，实验设计巧妙，简单方便地证明了所有电荷都是基本电荷 e 的整数倍，明确了电荷的不连续性，对于验证爱因斯坦光电方程的正确性具有重要的意义。密立根由于这一杰出的工作及在研究光电效应方面做出的贡献荣获了 1923 年诺贝尔物理学奖。现在公认 e 是基本电荷，对其值的测量精度不断提高，目前给出最好的结果为：

$$e = (1.602\ 198\ 2 \pm 0.000\ 004\ 6) \times 10^{-19} C$$

油滴法测量电子电量的基本原理是：根据对带电油滴在电场和重力场中的运动和受力情况的研究，计算其所带电量的大小。由于带电油滴在电场和重力场中的运动有匀速运动和静止两种平衡状态，其测量方法也有动态测量和静态测量两种。

一、动态（非平衡）法测油滴电荷

用喷雾器将油滴喷入两块相距为 d 的水平放置的平行板之间，由于喷射时的摩擦，油滴带有电量 q，设油滴质量为 m，如图 9-1 所示。平行板未加电压时，油滴受重力作用而加速下降，由于空气阻力的作用，下降一段距离后，油滴将做匀速运动，速度为 v_g，重力与阻力平衡。这时油滴的重力 mg、空气浮力 f_a 和空气阻力 f_r 三者达到平衡，即：

$$mg = f_a + f_r \tag{9-1}$$

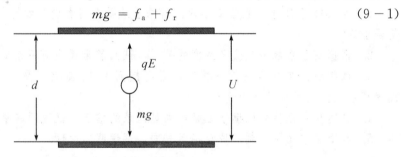

图 9-1　动态测量油滴电荷示意图

设油滴的密度为 ρ_1，油滴半径为 r，空气密度为 ρ_2，空气的黏滞系数为 η，根据斯托克斯定律，则上述三个力可以分别表示为：

$$mg = \frac{4}{3}\pi r^3 g \rho_1, \quad f_r = 6\pi \eta r v_g, \quad f_a = \frac{4}{3}\pi r^3 g \rho_2$$

将以上三个量代入（9-1）式得：

$$\frac{4}{3}\pi r^3 g \rho_1 = 6\pi \eta r v_g + \frac{4}{3}\pi r^3 g \rho_2$$

整理后得：

$$r = \left[\frac{9\eta v_g}{2(\rho_1 - \rho_2)g} \right]^{\frac{1}{2}} \tag{9-2}$$

当在平行板间加上电压 U 时，则平行板间产生电场 $E = \dfrac{U}{d}$，油滴在电场力作用下加速向上运动，当达到速度 v_E 时匀速，电场力和以上三个力达到平衡，则：

$$q \frac{U}{d} - \frac{4}{3} \pi r^3 g (\rho_1 - \rho_2) = 6 \pi \eta r v_E \qquad (9-3)$$

将式（9-2）代入式（9-3）得：

$$q = 9\sqrt{2} \pi \left[\frac{\eta^3}{(\rho_1 - \rho_2)g} \right]^{\frac{1}{2}} \frac{d}{U} (v_E + v_g) v_g^{\frac{1}{2}} \qquad (9-4)$$

由于式（9-4）中 v_E、v_g 可以通过测量油滴经过一定距离 l 后与所用时间 t_E、t_g 计算出来，则式（9-4）可以表示为：

$$q = 9\sqrt{2} \pi \left[\frac{\eta^3 l^3}{(\rho_1 - \rho_2)g} \right]^{\frac{1}{2}} \frac{d}{U} \left(\frac{1}{t_E} + \frac{1}{t_g} \right) (t_g)^{-\frac{1}{2}} \qquad (9-5)$$

在式（9-5）的推导过程中，空气对油滴的阻力简单地写为 $f_r = 6\pi\eta r v_g$，但考虑到实验中油滴体积非常小，空气已不能看成连续媒质，其黏滞系数 η 应修正为 $\eta' = \dfrac{\eta}{1 + \dfrac{b}{pr}}$，其中 p 为空气的压强，r 为未修正过的油滴半径，b 为修正常数，标准状态下 $b = 8.226 \times 10^{-3}$ m·Pa。则式（9-2）修正为：

$$r = \left(\frac{9\eta v_g}{2(\rho_1 - \rho_2)g} \right)^{\frac{1}{2}} \left(1 + \frac{b}{pr} \right)^{-\frac{1}{2}} \qquad (9-6)$$

转化为一元二次方程得：

$$r = -\frac{b}{2p} + \left[\left(\frac{b}{2p} \right)^2 + \frac{9\eta v_g}{2(\rho_1 - \rho_2)g} \right]^{\frac{1}{2}} \qquad (9-7)$$

$$q = 9\sqrt{2} \pi d \left[\frac{\eta^3 l^3}{(\rho_1 - \rho_2)g} \right]^{\frac{1}{2}} \left(\frac{1}{1 + \dfrac{b}{pr}} \right)^{\frac{3}{2}} \left(\frac{1}{t_E} + \frac{1}{t_g} \right) \left(\frac{1}{t_g} \right)^{\frac{1}{2}} \frac{1}{U} \qquad (9-8)$$

根据实验设计原理，可令：

$$K = 9\sqrt{2} \pi d \left[\frac{\eta^3 l^3}{(\rho_1 - \rho_2)g} \right]^{\frac{1}{2}} \left(\frac{1}{1 + \dfrac{b}{pr}} \right)^{\frac{3}{2}} \qquad (9-9)$$

则式（9-8）可改写为：

$$q = K \left(\frac{1}{t_E} + \frac{1}{t_g} \right) \left(\frac{1}{t_g} \right)^{\frac{1}{2}} \frac{1}{U} \qquad (9-10)$$

二、静态法测油滴电荷

静态法测油滴电荷与动态法测量电荷的关键区别在于静态出发点是使油滴在均匀电场中静止于某一位置，即式（9-10）中 $t_E = \infty$，式（9-10）可以写为：

$$q = K \left(\frac{1}{t_g} \right)^{\frac{3}{2}} \frac{1}{U} \qquad (9-11)$$

式（9-11）就是本实验所用的基本公式。

由于实验中喷出的油滴是非常微小的，难以捕捉、控制和测量，因此做本实验时，特别要有严谨的科学态度，严格的实验操作，准确的数据处理，才能得到比较好的实验结果。为了求电子的电荷 e，对实验测得的各个电荷 q 求最大公约数，就是基本电荷 e 的值，也可测得同一油滴所带电荷的改变量 dq（可用紫外线或放射源照射油滴，使其电荷改变），这时 dq 应近似为某一最小单位的整倍数，此最小单位即基本电荷 e。实验发现，油滴的电量是某最小恒量的整数倍，即 $q=ne$（$n=\pm1,\ \pm2,\ \cdots$）。这证明了电荷的不连续性，并存在最小的电荷单位，即电子的电荷值 e。

【仪器简介】

密立根油滴仪由油滴盒、油滴照明装置，测量显微镜、供电电源以及电子停表、喷雾器等部分组成。MOD-4 型油滴仪的面板如图 9-2 所示。

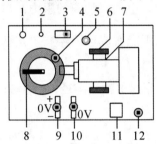

1—电源线　2—指示灯　3—电源开关　4—水准仪　5—视频电缆接口　6—显微镜调焦手轮
7—显微镜　8—上电极压簧　9. 10—极板电压控件　11—计时/停　12—平衡电压

图 9-2　油滴仪面板图

一、油滴盒

如图 9-3 所示，油滴盒由两块经过精磨的平行极板组成，间距 $d=0.500$ cm（或见仪器说明书）。上电极板中央有一个直径 0.4 mm 的小孔，以供油滴落入。整个油滴盒装在有机玻璃防风罩中，以防空气流动对油滴的影响。防风罩上面是油雾室，油滴用喷雾器从喷雾口喷入，并经油雾孔落入油滴盒。为了观察油滴的运动，附有发光二极管照明装置。发光二极管发热量小，因此对油滴盒中的空气热对流小，油滴就比较稳定。

二、显微镜

显微镜是用来观察和测量油滴运动的，目镜中装有分划板，如图 9-4 所示，共分六格，每格相当于视场中的 0.050 cm，六格共 0.300 cm，分划板可用来测量油滴运动的距离 l，以计算油滴运动的速度 v。

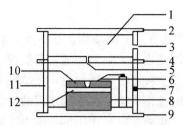

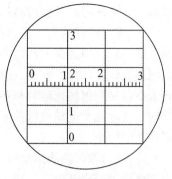

1－油雾室　2－上盖板　3－喷雾口　4－油雾口开关　5－油雾口
6－上电极压簧　7－上电极插孔　8－下电极　9－座架　10－上电极
11－防风罩　12－油滴盒

图9－3　油滴盒侧视图

图9－4　油滴仪分划板示意图

三、电源

电源共提供三种电压：

（1）5 V 交流电源，供照明装置用。

（2）500 V 直流平衡电压，该电压的大小可以连续调节，数值可以从电压表上读出来。平衡电压由标有"平衡电压"的拨动开关控制控制。开关拨在中间"0"位，上下极板被短路，并接零电位。开关拨在"＋"或"－"位置，可以改变上、下电极板的极性而判断平衡电荷带正电还是负电。

（3）300 V 直流升降电压，该电压的大小可以连续调节，可通过标有"升降电压"的拨动开关控制是否叠加在平衡电压上。由于该电压只起一个改变已达到平衡的油滴在两块极板间上下位置的作用，不需要知道它的大小，因此没有读数。

四、计时器

计时器是一只液晶显示数字电子停表，精度为 0.01 s。

【实验内容与步骤】

一、仪器调节

1. 将仪器放平稳，调节调平螺丝，使水准泡指示水平，这时平行板处于水平位置。

2. 先使仪器预热一段时间，利用预热时间，从显微镜中观察，调节目镜，使分划板位置放正而且刻线清晰。如果视场太暗，可略微转动油滴照明灯座。

3. 将"平衡电压"和"升降电压"两个开关均置于"0"位置，将油从油雾室的喷雾口喷入（喷一次即可），微调测量显微镜的调焦手轮，这时视场中将出现大量清晰的油滴，有如夜空繁星。

二、测量练习

1. 练习控制油滴：平行极板加上 300 V 左右的平衡电压（"＋"或"－"随意），可见到多数油滴很快升降而消失，选择一个因加电压而运动缓慢的油滴，仔细调节平衡电压使油滴平衡。利用升降电压使它上升，然后将电压全部去掉，让油滴自由降落。如此反复升降，多次练习，掌握控制和观察油滴的方法。

2. 练习选择油滴：选择一个大小适当、带电量适中的油滴。这是本实验中每次测量的关键一环。油滴太大，自由降落太快，测量时速度尚未达到匀速，必然误差大，而且油滴须带电较多才易于平衡，由于电量的绝对误差会接近于电子电量，使结果不易测准。油滴太小，又会因热扰运动和布朗运动，使测量时涨落太大。可在刚出现的"繁星"自由降落时，选定几个运动较慢但不过分缓慢的油滴，再将 300 V 上下的平衡电压加上去，设法留住其中一个。

3. 练习测量油滴运动时间：利用平衡电压及升降电压，把选中的油滴调到电场最上方，然后去掉全部电压，待油滴速度稳定并通过某一条刻线时按动秒表，记录降落一段距离所需要的时间，并及时把油滴控制在视场内。反复几次，以掌握测量时间的方法。

三、正式测量

由式（9-11）可知，进行本实验要测量的只有两个量，一个是平衡电压 U，另一个是油滴匀速下降一段距离 l 所需要的时间 t。测量平衡电压必须经过仔细调节，将油滴悬于分划板上某条横线附近，以便准确判断出这颗油滴是否平衡了。

测量油滴匀速下降一段距离 l 所需的时间 t 时，为保证油滴下降时速度均匀，应先让它下降一段距离后再测量时间。选定测量的一段距离应该在平行极板之间的中央部分，若太靠近上极板，小孔附近有气流，电场也不均匀，会影响测量结果。太靠近下极板，油滴容易丢失，影响重复测量。一般取分划板中央部分 $l = 0.200$ cm 比较合适。

由于实验的统计涨落现象显著，对于同一颗油滴应进行多次测量，而且每次测量都要重新调整平衡电压，并记录此电压值。同时还应该分别对多颗油滴进行反复的测量。

1. 每次计时之后，及时控制油滴不要丢失，眼睛离开显微镜时，一定使油滴静止。油滴升降运动时必须不停地注视，以免油滴跑得太高或太低，以致逃出视野甚至丢失。若停止观察时间略长，则应把油滴稳定在电场上部，但不可停止观察太久。

2. 油滴选定之后，应及时关闭电极进油孔后再开始正式测量。

3. 为使平衡电压测值准确，应适当延长观察平衡状态的时间。

4. 在测量过程中，不断校准平衡电压，每一次测量都要记录平衡电压值。若发现平衡电压有明显改变，则应作为一颗新的油滴记录其测量数据。

将实验数据录入表 9-1 中。

【数据记录与处理】

1. 根据式（9-10）及（9-11）进行计算。

已知：

油的密度：$\rho = 981$ kg·m^{-3}

空气黏滞系数：$\eta = 1.83 \times 10^{-5}$ kg·m^{-1}·s^{-1}

重力加速度：$g = 9.80$ m·s^{-2}

油滴匀速下降的距离：$l = 2.00 \times 10^{-3}$ m

修正常数：$b = 8.226 \times 10^{-3}$ m·Pa

大气压强：$p = 1.013 \times 10^{5}$ Pa

平行极板间距：$d = 5.00 \times 10^{-3}$ m

将以上数据代入公式得：

$$q = \frac{1.43 \times 10^{-14}}{\left[t(1 + 0.02\sqrt{t}) \right]^{\frac{3}{2}}} \cdot \frac{1}{U}$$

显然，由于油滴的密度 ρ、空气黏滞系数 η 都是温度的函数，重力加速度和大气压又随实验地点和条件而变化，因此，上式的计算是近似的。但一般条件下，这样的计算引起的误差仅有 1% 左右，带来的好处是使运算大为简化。

2. 为了证明电荷的不连续性和所有电荷都是基本电荷 e 的整数倍，并得到基本电荷 e 值，我们应对实验测得的各个电量 q 求最大公约数。这个最大公约数就是基本电荷，也就是电子的电荷值。对于初学者可以用"倒过来验证"的办法进行数据处理，即用公认的电子电荷值 $e = 1.602 \times 10^{-19}$C 去除实验测得的电量 q，得到很接近于某一个整数的数值，然后取其整数，这个整数就是油滴所带的基本电荷数目 n。再用这个 n 去除实验测得的电量，即得电子的电荷值 e，求出 $\bar{e}$ 并与公认值比较。

表 9-1   实验数据记录表

电荷序号	平衡电压	下降时间						q 平均值	n
		t_1	t_2	t_3	t_4	t_5	$\bar{t}$		
1									
2									
3									
4									
5									
6									

【思考题】

1. 未加任何电压的情况下，一个油滴下落极快或极慢的原因是什么？对测量会带来什么影响？

2. 若一个油滴所需平衡电压太大或太小，各说明了什么？

3. 在一个油滴测量过程中，发现所加平衡电压有显著变化，说明了什么？如果平衡电压在不大范围内逐渐减小，又说明了什么问题？

4. 观察中发现油滴形象变模糊，这是什么问题？为什么会发生？如何处理？

5. 根据你的实验数据，求出自由下落同样距离（$l = 0.200$ cm）所需时间最多和最少的两个油滴的半径和质量。说明时间差别较大的原因。

6. 利用某一颗油滴的实验数据，计算出作用在该油滴上的浮力，将其大小与重力、黏滞力、电场力相比较。

实验 10　模拟心电图

【实验目的】

1. 了解心电、心电向量和心电图的产生。
2. 学习用模拟静电场装置模拟心电向量活动的实验方法。
3. 掌握用曲线表示实验数据的方法。

【实验器材】

溶液盘、绘有心电向量环的有机玻璃板、尖端电极、直流电极、毫安计、数字电压表、开关。

【实验原理】

一、心电的产生

各种活体组织的细胞相对静止或明显活动时，会产生有规律性的电现象，心肌的生物电现象是心肌细胞兴奋的标志，表现为细胞膜内外的电位变化，称为跨膜电位。跨膜电位包括细胞安静时的静息电位和兴奋时的动作电位，如图 10−1 所示。跨膜电位的形成主要是细胞膜内外钾、钠、钙、氯等离子活动的结果。

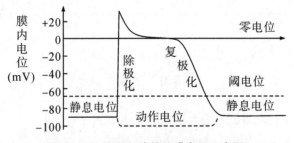

图 10−1　心肌细胞的跨膜电位示意图

在静息状态下，心肌细胞内负电荷的浓度很高，膜外相对应的位置聚集着大量的正电荷，膜内外两侧都保持着平衡，呈现一种极化状态，不产生电位变化，这时检测到的膜内外电位差，称为静息电位，约为−90 mV。静息电位的形成是因为在心肌细胞膜处于静止状态下，膜的通透性增高，钾离子通道开放，膜内的钾离子顺着浓度梯度向膜外扩散而造成膜内负离子过剩所致。另一个原因是钾−钠泵在向细胞膜外转运钠的过程中，造成膜内负离子过剩。

动作电位是指细胞兴奋时发生短暂而剧烈的膜电位波动过程。当心肌细胞的某一部位受到刺激，该处细胞膜的通透性迅速发生改变，对钠离子的通透性突然升高（钠离子通道开放），对钾离子的通透性降低（钾离子通道关闭），瞬间膜外大量钠离子迅速流入细胞内，使膜内的电位由$-90\,\mathrm{mV}$很快升高至$+20\,\mathrm{mV}\sim+30\,\mathrm{mV}$，当钠离子进入细胞膜内到一定程度时，受电位和离子浓度梯度的作用趋于稳定，此时细胞外的负离子与细胞内的正离子又互相对立，形成逆转极化状态。这一转变就是心肌细胞的除极过程。心肌细胞除极之后，由于细胞的新陈代谢，使细胞依靠钾-钠泵的作用，将细胞内过多的钠离子转移到细胞外，而细胞外过多的钾离子被转移到细胞内，改变细胞对钠离子、钾离子的通透性，随后渐渐恢复到静止时的极化状态，这个过程称为复极。

二、电偶的形成

在除极、复极过程中，心肌细胞膜外的正、负电荷分布是呈周期性变化的。心肌细胞一端兴奋以后，该处发生除极化，膜外为负电荷，而附近未除极的细胞膜外仍为正电荷，于是两处之间产生电位差，形成电偶，整个心肌细胞除极后，细胞外的正电荷全部去除，电偶也随之消失。在心肌细胞的复极过程中，先除极的一端先复极，已复极的部分细胞外为正电荷，尚未复极的部分细胞外为负电荷，又形成电偶。在除极过程中，电偶极子的电场方向就是兴奋传导方向，而在复极的过程中，则反向。总之电偶形成的电场是周期性变化的，则这个电场周围空间的电势也随之周期性的变化。

三、心电向量及心电图

心肌细胞的基本电活动——除极和复极，无论从现象上或从对周围发生的影响上来看，都相当于在心脏处存在着一个变化的电偶极子。但由于心脏并不是一个规则的整体，因而当心肌在进行除极复极过程中，有时面比较大，有时比较小，这自然就产生了量的差异。由于除极复极程序既有方向的变更，又有量的变化，因此用向量表示这种电活动最为理想，即心电向量。由于每一个瞬间都有众多的心肌细胞在除极或复极，把这些电偶极子电矩的矢量和称为"瞬间综合心电向量"，其简单形象的几何表示是一条长度与电矩矢量和成正比，始端在电偶极子中心，指向正电荷方向的有向线段，如图10-2所示。由于心脏的各个部分按一定顺序周期性地除极和复极，瞬间综合心电向量也随之发生变化。把表示各瞬间综合心电向量的有向线段的始端画在一点，按时间顺序画出各瞬间综合心电向量，连接各有向线段矢端得到的图形称为"心电向量环"，如图10-3所示。心电向量环是立体图形，在三个互相垂直的特定平面（额面、横面、侧面）上的投影称为"平面心电量环"。由于人体处在位于心脏处的"等效电偶极子"电场中，人体上各点的电势都将随瞬间综合心电向量的变化而发生相应变化。心电图是利用心电图机通过特定的人机联接方式——"导联"记录下来的人体上某两点的电势差或某点与中心电端之间的电势差随时间变化的图象，如图10-4所示。

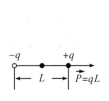

图10-2　瞬间综合心电向量

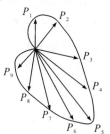

图10-3　心电向量环

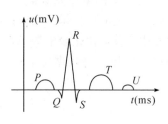

图10-4　心电图

荷兰生理学家爱因托芬（W. Einthoven）把人体近似地看作一个均匀导体，心脏（心电偶）处于体腔的中心，位于以左、右肩及鼠蹊部为顶点的等边三角形的重心处。I、II、III三个标准双极肢体导联中接于左肩、右肩及左下肢的电极相当于连接于这三个部位，肢体只作为传导线，如图10-5(a)为爱氏三角形与额面心电向量环示意图。以描记标准双极肢体导联的I导联心电图为例，心电图机正极接L，负极接R，如图10-5(b)所示，对应的爱氏三角形中的RL连接线称为"导联轴"，以R指向L的方向为正方向，心电图机记录的是L、R两点的电位差随时间变化的图象。即：

$$U_I = U_L - U_R = f(t)$$

由于：

$$U_L = k\frac{P\cos\theta}{r^2}; \quad U_R = k\frac{P\cos(120°-\theta)}{r^2}$$

所以：

$$U_I = U_L - U_R = \frac{\sqrt{3}k}{r^2}P\cos\beta$$

式中，β为心电向量方向与导联轴正向的夹角。由此可见，在爱氏的假设条件下，U_I与心电向量P在导联轴上的投影成正比。因此，可以用投影作图法由心电向量环来确定相应导联的心电图波形。

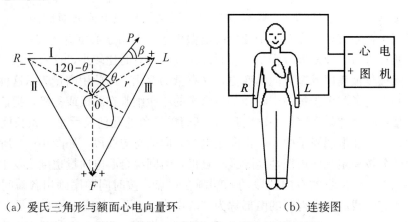

（a）爱氏三角形与额面心电向量环　　　　　　（b）连接图

图10-5　爱氏三角形与额面心电向呈环及连接图

本实验装置如图10-6所示，在盛有硫酸铜溶液的盘中放入绘有心电向量环的有机玻璃板，模拟心电向量的两个尖端电极插在图中小圆周上。根据电学理论，心电向量的电偶极矩P的大小正比于均匀导电面上流过两个模拟电极C和D间的电流强度，调节滑动变阻器R改变毫安表的电流数值就可以模拟不同大小的心电向量；变换C和D的位置就可以模拟不同方向的心电向量。当模拟心电向量的大小或方向发生变化时，R、L、F各点的电势也发生变化，由记录电极A、B通过数字电压表就可以记录相应导联时R、L、F中任意两点的电压，将数据按心电向量变化的时序绘在坐标纸上就得了相应导联的心电图。

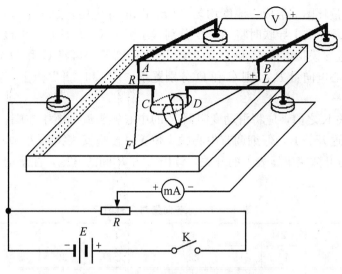

图 10－6　模拟心电图实验装置示意图

【实验内容与步骤】

1. 用于模拟心电图的额面心电向量环绘于有机玻璃板上，如图 10－7 所示，向量环上的泪点表示时间长短，每一泪点为 2 ms，图中的 1，2，3，…，20 个心电向量对应的时刻如表 10－1 所示。

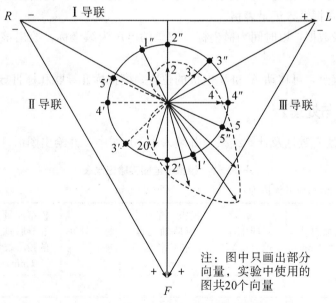

注：图中只画出部分向量，实验中使用的图共20个向量

图 10－7　额面心电向量环（顺时针）

根据该心电量环取定对应于心电向量单位长度的电流数值。例如，编号为"1"的心电向量长度为 10.0 mm，若取 1 mm 对应 0.010 mA，则 P_1 对应 0.100 mA。仿此，分别根据 P_2、P_3······的长度算出对应的电流值，填入表 10－2 中。

2. 按图 10－6 所示装置连接好电路，将有机玻璃板放入溶液盘，再倒入少量硫酸铜溶液，使心电向量环图上形成一厚度均匀（1 mm）的导电层，数字电压表接于电极 A 和 B 之间，模拟记录标准Ⅰ导联时将 A、B 分别置于图中 R、L 两点，电极尖端浸入液面下 1 mm 左右。将连接模拟电极 C 和 D 的电源开关 K 断开，再将 C 和 D 置于图中小圆周上。若模拟 1 号心电向量 P_1，则 C 和 D 分别置于"$1'$"和"$1''$"点上，其尖端也要浸入液面下 1 mm。

3. 接通开关 K 之前，应将滑动变阻器 R 的中心触头调到图中左端，使 C 和 D 间电压为零，然后接通开关 K，仔细调节中心触头位置，使毫安表指示为 0.100 mA。这就模拟了 P_1，然后打开数字电压表上的开关，读出 L 和 R 间的电压，注意记录正负号，记入表 10-2 中。

表 10-1　　各向量对应时刻表

向量编号	1	2	3	4	5	6	7	8	9	10
对应时刻（ms）	8	14	18	22	24	28	30	34	40	44
向量编号	11	12	13	14	15	16	17	18	19	20
对应时刻（ms）	50	56	60	62	64	66	68	72	76	80

4. 仿步骤 3 再依次模拟 P_2、P_3……记录各次的电压数值，填入表格（注意：数据获得后应立即断开数字电压表开关和电源开关）。

5. 由于心电向量并非匀角速地扫过向量环，各瞬间向量所对应的时刻在图中采用心电向量图机记录心电向量的泪点表示法，每一泪点表示 2 ms，在图上算出各个心电向量对应的时刻，将数据填入记录表格。

6. 根据记录数据，以时间为横坐标、记录的电压为纵坐标，绘出该心电向量环在标Ⅰ导联的心电图。

7. 若时间有余，可移动 A 和 B 电极的位置，模拟标Ⅱ导联和标Ⅲ导联的心电图。

【数据记录与处理】

把采集到的所有数据及计算结果一并填入表 10-2 中，并绘出图形。

表 10-2　模拟心电图实验记录表

设定：模拟向量 1 mm 对应电流值为：_____ mA·mm^{-1}

模拟向量编号	对应时刻（ms）	模拟向量长度（mm）	对应电流值（mA）	模拟向量在Ⅰ导联轴上的投影长度（mm）	标Ⅰ导联电压（　）	模拟向量在Ⅱ导联轴上的投影长度（mm）	标Ⅱ导联电压（　）
1							
2							
3							
4							
5							
6							

模拟向量编号	对应时刻（ms）	模拟向量长度（mm）	对应电流值（mA）	模拟向量在Ⅰ导联轴上的投影长度（mm）	标Ⅰ导联电压（　）	模拟向量在Ⅱ导联轴上的投影长度（mm）	标Ⅱ导联电压（　）
7							
8							
9							
10							
11							
12							
13							
14							
15							
16							
17							
18							
19							
20							

【思考题】

根据实验用的心电向量环，用投影作图法作出标Ⅰ导联的心电图波形，与实验所得波形进行比较，说出你的看法和分析。

实验11　心电图机原理及使用

【实验目的】

1. 了解心电图和心电图描记原理，了解心电图机的结构和工作原理。
2. 学习并掌握常见心电图机的使用方法，了解用示波器显示心电图的方法。
3. 了解心电图机主要性能指标的意义，学习一些性能指标的简易检测方法。

【实验器材】

XD－7100 单道模拟式心电图机（或 CM100 单道数字式心电图机）、慢扫描示波器、心电记录纸带、放大镜。（仪器请根据具体实验方案选用）

【实验原理】

一、心电图

　　人体体表不同的两点或某点对零电势点的电势差随时间变化的曲线——心电图，它们形状不同，但都有各自的特征。正常人的心电图通常有五个波，分别命名为 P、Q、R、S、T 波，也可能还有一种幅值很小的 U 波。这些波形的幅值、时间间隔都有一定的范围。图 11-1 是一个典型的心电波形图，横坐标表示时间，纵坐标表示电压，各波的幅值都在毫伏（mV）数量级。通过对心电图的分析可以了解心脏的生理和病理情况，为科学研究和心脏疾患的诊断提供有价值的资料；在进行一些重要手术时，还可以根据心电图的临床观测，指导手术的进行，提示必要的药物的合理使用。

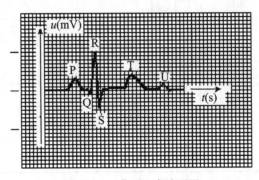

图 11-1　典型心电波形图

二、心电图导联

　　心脏除极和复极过程中所产生的综合向量，使身体不同部分产生不同的电势，在体表任意两点安放电极，通过电极引导体表电势进入心电图机，即可记录到心脏综合向量在体表所产生的不断随心动周期而变化着的电势差，这种描记电势差的方式称为心电图导联。心电图机的导联电极在体表的安放位置必须规范化，使心电图机描记的心电具有特异性，这样才有利于分析和诊断。临床上常用的导联有十二种：三个"标准肢体导联"（Ⅰ、Ⅱ、Ⅲ）、三个"加压单极肢体导联"（aVR、aVL、aVF）、六个"单极胸导联"（$V_1 \sim V_6$）。

　　标准肢体导联又叫双极导联，它直接将连接于两个肢体的电极所引出的电信号加到心电放大器的输入端而记录下两个肢体电极间的电势差。如"标准肢体Ⅰ导联"（简称"标Ⅰ导联"），记录的是连接于左、右臂的两电极间的电势差，并且左臂电极接心电放大器正极、右臂电极接心电放大器负极，如图 11-2 所示。图 11-3 是三个标准肢体导联示意图。图中圆圈表示心电图机，圆圈中的字符表示导联名称，"+""-"号表示心电放大器的正端、负端。

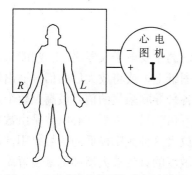

图 11-2 "标Ⅰ导联"人机连接图

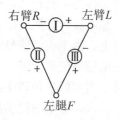

图 11-3 标准肢体导联

若将三个肢体电极各接一个等值大电阻 R，三个电阻的另一端接于一点，该点称为"中心电端"，当 R 很大时，中心电端的电势变化甚微且接近于零，临床上通常就以这一点作为"体外零电势点"。如将心电放大器的负极接中心电端，心电放大器的正极接各肢体电极，记录的是肢体电极相对于中心电端的电势差，这种导联称为"单极肢体导联"。这种连接方式所得电压较小，如将电路略加改变，可使电压波幅增大 50% 而不影响波形，连接方式如图 11-4 所示，称为"加压单极肢体导联"，分别用 aVR、aVL、aVF 表示。

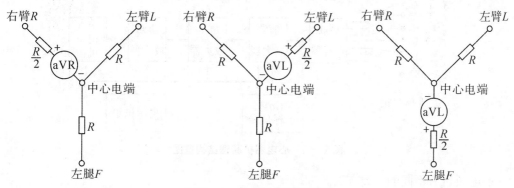

图 11-4 加压单极肢体导联

通常，心电图机共有十个电极，四个肢体电极接于四肢（左臂接黄色电极、右臂接红色电极、左腿接绿色电极、右腿接黑色电极，该电极与机壳和地相通）。六个胸电极分别接于胸部的六个特定点，若将某一胸电极接心电放大器正极，中心电端接心电放大器负极，记录的是相应胸部处的电势与零电势点之间的电势差，这就可得到 $V_1 \sim V_6$ 六个胸导联。胸电极的放置位置如图 11-5 所示。

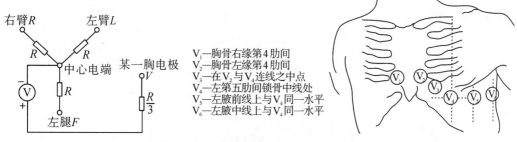

图 11-5 胸导联及六个胸电极的安放位置

三、心电图机的结构及工作原理

心电图机又称心电描记器，是临床诊断心脏病的重要电子仪器之一。它能将微弱的心电信号取出并加以放大，然后记录在特制的心电图纸上，或将放大后的信号输出显示在示波器或者电脑上。由于心电信号十分微弱，前述各种导联采集的信号最高仅数个毫伏，要把这种微弱的电信号记录下来，一般需要放大近万倍。另一方面，心电波是由数秒一个周期至每秒近百个周期的各种频率组成的复合波，放大这种频率极低的信号要用性能优良的直流放大器。所以，心电图机实质上是一个高灵敏度的直流放大器和记录装置。其电路主要由输入部分、放大部分、控制电路、显示部分、记录部分和电源部分六个部分组成。心电图机的组成原理如图 11-6 所示。信号通过与人体体表连接的十个电极导联线引入，十个人体电极分别连接于体表的十个特定部位，导联线接入导联选择器，通过选择器可以得到常用的 12 种导联方式，将采集到的心电信号送入心电图机，经一系列放大后驱动记录器的描记笔描记。所描记心电图的纵坐标的标尺可以通过"1 mV 定标信号"源给出的标准信号进行校准。走纸机构的任务是适时驱动走纸马达使记录纸带匀速移动以便在记录纸带上获得准确的时间坐标。"电源供给"向整机各部分提供所需的电源。

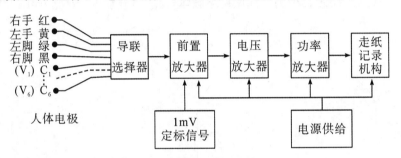

图 11-6　心电图机原理结构框图

心电图机有不同的分类方法。

按信号处理功能分类，心电图机可分为图形描记普通式心电图机（模拟式心电图机）（如 XD-7100）和图形描记与分析诊断功能心电图机（也称为数字式智能化心电图机）（如 CM100）。模拟式心电图机可以认为只是一台记录仪，将人体心电信号转化为可读的固定格式的机械位移信号，据此测量电压与时间的关系。而数字式心电图机是采用了数字信号处理技术的具有心电记录功能的装置。

按记录器的分类。记录器是心电图机的描记元件，对模拟式心电图机来说常用位置反馈记录器，而数字式心电图机采用热敏式或点阵式打印机。图 11-7 为位置反馈动圈式记录器结构示意图。

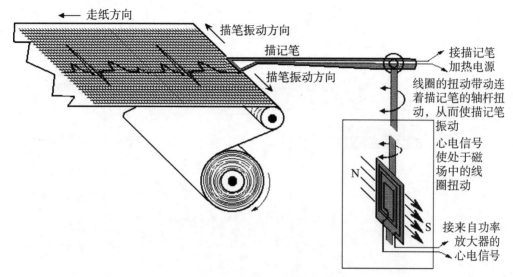

图 11-7　动圈式记录器示意图

按一次可记录的信号导联数来分，可分为单导及多导式（如 3 导、6 导、12 导）。单导心电图机的心电信号放大通道只有一路，各导联的心电波形要逐个描记，即它不能反映同一时刻各导联心电信号的变化。多导心电图机的放大通道有多路，如 6 导心电图机就有 6 路放大器，可同时反映某一时刻 6 个导联的心电信号的变化情况。

使用心电图机时，首先必须熟悉心电图机的性能及操作规程，了解每一个按钮及接插件的用途，严格遵守操作规程。本实验依据模拟单导心电图机和数字单导心电图机给出两套方案供选用。

方案一

一、XD-7100 单道模拟式心电图机主要操作键及接插件功能

图 11-8 为仪器操作面板排列图，图 11-9 是侧面控制键及接插件的位置图。

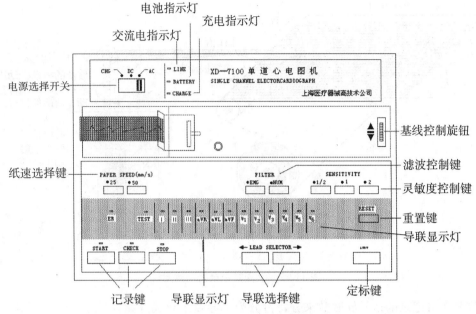

图 11-8 XD-7100 心电图机操作面板图

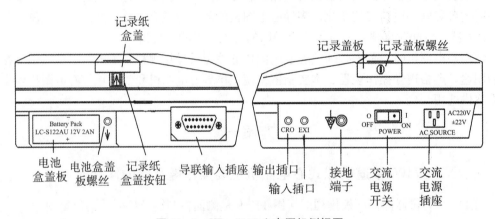

图 11-9 XD-7100 心电图机侧视图

XD-7100 的电源有三种选择，交流（AC）、直流（DC）、充电（CHG）。本机可配充电电池。我们可以在三种电源选项中任选一种作为电源输入。将电源选择开关拨到合适位置，电源开关闭合之后，对应的指示灯亮。电源选择开关下方为心电记录的走纸机构，可以通过调节基线控制旋钮改变描记笔的基准位置，从而确定心电图的基线位置。在走纸机构下方从左到右依次有一排三组按钮，分别是：

纸速选择键 [PAPER SPEED] （mm·s^{-1}）——设定记录纸带的移动速度，由 [·25] 及 [·50] 两键组成，其中 [·25] 设定的走纸速度为 25 mm·s^{-1}，为常用标准纸速。

滤波控制键 [FILTER] ——由肌电抑制 [EMG] 及交流干扰抑制 [HUM] 两键组成，当电源干扰时，可按动交流干扰抑制键 [HUM]，而人体肌电干扰强烈时，可按动肌电抑制键 [EMG]，但使用滤波抑制后会带来一定失真。

灵敏度控制键 [SENSITIVITY] ——由 [·1/2]、[·1]、[·2] 三个键组成。其

中［·1］为标准增益，输入 1 mV 信号，描记笔振幅为 10 mm；若在［·1/2］位置，描记笔振幅减半；在［·2］位置，描记笔振幅加倍。通常使用［·1］。

最下方的一排按键依次为：导联选择键［LEAD SELECTOR］——按［→］键或［←］键选择所需导联，当按动导联选择键时，所选择的导联指示灯发光，显示当前所处的导联位置；定标键［1 mV］——提供 1 mV 标准电压，按下该键 1 秒左右并松开，则有 1 mV 矩形脉冲信号输出；复位键［RESET］——封闭输入信号使记录装置停止工作；记录键——包含三个按动键，它们的名称和功能如表 11-1 所示。

表 11-1　记录键功能

按动键名称	记录纸	记录描记笔	笔温
准备键［STOP］	停	不工作	预热
观察键［CHECK］	停	工作	预热
启动键［START］	走	工作	加热

二、XD-7100 单道模拟式心电图机描记心电图的步骤和使用要点

1. 通电前，正确安放好心电图纸。将电源选择开关置于"AC"，确定与外部电源正确连接无误，检查接地保护是否完好，然后将电源插头与市电连接。将交流电源开关置于"I"（即 ON），此时仪器面板上应有下列指示灯亮：交流指示灯、导联显示"TEST"、纸速选择键［·25］、灵敏度控制键［1］、记录键［STOP］。

2. 经 1~2 分钟预热后，调节基线控制旋钮，改变描记笔的位置，使之停在记录纸的中央。按一下观察键［CHECK］，此时［STOP］灯灭、［CHECK］灯亮，描记笔处于准备工作预热状态。按一下［1 mV］定标键，描记笔应能向上跳开 10 mm，然后向基线回移。按一下记录键中的启动键［START］，此时［CHECK］灯灭、［START］灯亮，走纸机构应能匀速移动记录纸带，同时描记笔应能在心电图纸正中画出一条平直直线。随即按一下［STOP］键停止走纸。此时心电图机已处于能正常运行的待机状态。

3. 若要描记某人的心电图，将电极正确安放在体表特定位置（安放电极前，应将体表相应位置稍做处理，涂上导电膏或导电液以保证接触可靠、良好），然后将导联线与电极正确连接。受检者保持安静即可开始描记。

4. 心电图描记。施检者在导联指示灯"TEST"状态下，按下启动键［START］，记录纸开始走动，随即按两下［1 mV］键得到两个定标方波作为振幅标准（这一动作通常称为打标），接着按下导联选择键［LEAD SELECTOR］中的右移键，使导联指示灯由"TEST"位置向"标 I 导联"转换，让记录笔描记 3 至 4 个"标 I 导联"波形，不断更换导联选择的位置，每个导联完成 3 至 4 个波形的描记，最后完成 12 个导联的心电图记录。

三、XD-7100 单道模拟式心电图机的主要性能指标及简易检测方法

心电图机的性能好坏常以其性能指标来衡量。其主要的性能指标有绝缘性能、基线稳定性、噪声、走纸速度、灵敏度、放大系统的对称性、频率特性与时间常数、线性、输入阻抗、辨差比（共模抑制比）、阻尼等。使用心电图机之前，或使用一段时间之后，应检

验心电图机的性能指标是否符合规格，避免因心电图机的性能不合格，使描记出的心电图失真，以致延误对患者疾病的诊断。有些指标如绝缘性能、输入阻抗、辨差比等，在心电图机出厂前，从设计到调试都要充分考虑并经严格检验，一般说来，使用中不会常出问题或性能下降到影响使用，而且有些指标的检测需要用到一些专用仪器设备，按一定的规范进行。下面针对 XD-7100 单道心电图机需要经常注意的几项指标的意义及使用者常用的简易实用检测方法予以介绍。

（一）噪声和基线稳定性

由于心电图机中各种电子元件内部电子热运动的不规则性，使心电图机在未输入信号时也有微小的杂乱小波输出，称为噪声。噪声的大小可用折合到输入端的信号来计算，一般要求低于相当于在输入端加入幅值为 15 μV 信号的作用。噪声越小越好，至少不应在描记曲线上看到噪声引起的"毛刺"。

基线稳定性是衡量心电图机自身稳定性和它对市电电压在正常范围内反复突变的适应能力的重要指标。如果心电图机自身稳定性差再加上前述引起基线漂移的外部因素，漂移严重就无法正常描记。

检测方法：确定与外部电源正确连接无误后，使心电图机处于待机状态，将红黄两条导联线各接一个 510 kΩ（误差小于 1%）的电阻后与黑色导联线相接通地，如图 11-10 所示。然后按一下 [LEAD SELECTOR] 中的右移键，使心电图机处于"标Ⅰ导联"状态，按一下 [START] 键记录 10 秒钟（纸带走出 25 cm），之后按一下 [STOP] 停止走纸，再按一下 [LEAD SELECTOR] 中的左移键恢复到待机状态。观察描记到的图形，应在心电图纸中央得到一段清晰的平直直线，如图 11-11 所示。若直线上叠加有毛刺且毛刺幅度超过 0.15 mm（即相当于输入端有 15 μV 以上的噪声信号），说明噪声过大不合格，如图 11-12 所示。若得到的不是平直直线而是移动的曲线如图 11-13 所示，说明基线不稳定。在正常条件下，心电图基线在 10 秒内的漂移不应该大于 ±1 mm。在有条件或需严格检测基线稳定性时，应在描记基线时让电源电压在 180 V 和 240 V 之间反复突变，看基线漂移是否超过 ±1 mm。

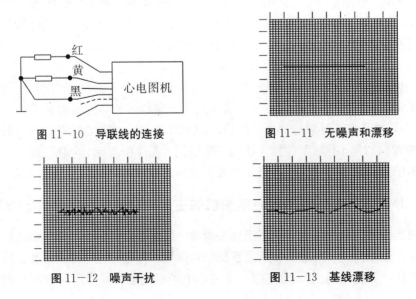

图 11-10　导联线的连接　　　　　图 11-11　无噪声和漂移

图 11-12　噪声干扰　　　　　图 11-13　基线漂移

（二）走纸速度（记录纸带的走速）

如前所述，走纸机构的任务是使记录纸带匀速移动以便在记录纸带上获得准确的时间坐标。走纸速度不正确，直接影响对心电图各波时间值的测量和分析。走纸速度当然可以用秒表来测量，下面介绍一种实用的简易检测方法。

检测方法：先使心电图机处于待机状态（注意走纸速度应在 25 mm·s⁻¹ 挡），将导联线适当靠近（不能太近）交流电源线，让 50 Hz 市电通过感应进入心电图机。将导联选择 [LEAD SELECTOR] 调到"标 I 导联"位置，按一下记录键中的 [CHECK] 键，将看到描记笔以 50 Hz 频率振动。如果振幅太大，立即按住 [RESET] 键封闭输入信号，将导联线远离交流电源，再松开 [RESET] 键，调整导联线的位置使描记笔振幅为 2~3 mm 为宜。按一下启动键 [START]，记录一小段 50 Hz 正弦信号，如图 11-14，走纸约 30~40 mm，即按一下 [STOP] 键停止。因为 50 Hz 交流电的周期是 0.02 s，在标准纸速 25 mm·s⁻¹ 情况下，心电图纸带上横向 1 mm 内应刚好有 2 个完整波。可以用下面的公式方便地算出走纸速度：

$$v = \frac{25}{0.02n}$$

其中，n 为 25 mm 内含有的完整正弦波数，走纸速度的单位为 mm·s⁻¹。

按一下纸速选择键中的 [·50] 键将走纸速度改为 50 mm·s⁻¹，重复刚才的操作，算出走纸速度。一般情况下，纸速误差应小于 5%。

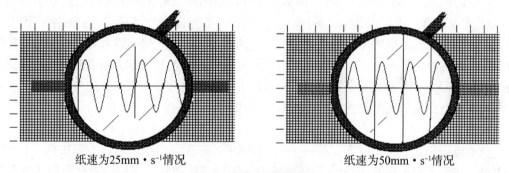

纸速为25mm·s⁻¹情况　　　　　　　纸速为50mm·s⁻¹情况

图 11-14　利用 50 Hz 交流电的周期是 0.02 s 测走纸速度

（三）灵敏度

心电图机灵敏度是表征其心电放大器放大倍数的指标，放大倍数越大、输入一定电压时描记笔偏转越多。为了在心电图纸上获得准确的电压标尺，还要求放大倍数准确。心电图机灵敏度常用的定义是：输入 1 mV 电压时，描记笔将偏转多少毫米，常用"mm·mV⁻¹"表示。XD-7100 心电图机设有三种不同的灵敏度，标准设置为 10 mm·mV⁻¹。

检测方法：

使心电图机处于待机状态，按一下 [START] 键开动走纸马达，随之以较快的节奏连续按动 [1 mV] 定标键三次，随即按一下 [STOP] 键停止走纸。在记录纸上应描记出三个清晰的 1 mV 定标方波，其振幅应是 10 mm，如图 11-15 所示。

将增益调节至最大，即按一下灵敏度控制键 [·2]，再按以上方法操作，描记出方波的幅度均应能达到 20 mm。

将增益调节至最小，即按一下灵敏度控制键 [·1/2]，再按同样方法操作，描记出的方波幅度均应为 5 mm。否则不符合要求。

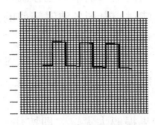

图 11-15 正常定标方波

（四）放大系统的对称性、时间常数

心电图机的放大系统对于输入的等幅正负信号的放大倍数应该相等，否则致使心电图失真，失去诊断价值。心电图机放大系统对正信号和负信号的放大倍数之比称为心电图机放大系统的对称性。

放大器的放大倍数由于受元器件非线性的影响一般都随信号频率不同而有所改变，放大倍数与信号频率间的关系称为放大器的频率特性。心电图机输出波形的大小随信号频率而变化的特性称为心电图机的频率响应特性。由于心电信号是多种频率信号组成的复合信号，要求心电放大系统对不同频率的信号都具有基本相同的放大倍数。通常，若输入 50 Hz 正弦信号描记幅值为 10 mm，则输入 10 Hz 相同幅值的正弦信号描记幅值应不小于 7 mm。此项检测应该用正弦信号源进行。实用中，心电图机对低频信号的频率特性更为重要，心电图机的低频特性常用"时间常数"的大小来说明。时间常数即心电图机在输入直流信号时输出波形自 100％下降到 37％左右所需的时间，数值越大，表明心电图机低频特性越好，但太大，基线稳定性会差，一般以 1.5～3.2 s 为宜。实际工作中，可用下面的方法检测心电图机放大系统的对称性和时间常数。

检测方法：

使心电图机处于待机状态，按一下 [START] 键开动走纸马达，随即按住 [1 mV] 定标键，描记笔向上跳开 10 mm 后将缓慢向原来的基线回移，当描记笔移回到基线的瞬间，立即松开定标键按钮，描记笔将立即向下跳开 10 mm 之后缓慢向上回移，待描记笔移回到基线后按一下 [STOP] 键停止走纸。描出的图形如图 11-16 所示，根据此图，可以对以上两项指标作出评价。

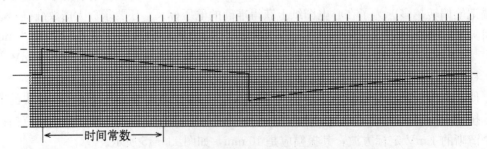

图 11-16 放大系统的对称性和时间常数的简易检测

观察图中描记笔向上和向下跳开的幅值，如都是 10 mm，表明放大系统的对称性良

好；如不相等，相差不能多于 1 mm。

仔细测算图中描记笔从向上 10 mm 处移回距基线 3.7 mm 处所经历的时间，这就是时间常数，如在 1.5～3.2 s 内则符合要求。

（五）阻尼

模拟式心电图机中用以控制记录器产生自身振荡的作用称为阻尼。阻尼不仅受放大器和记录器特性的影响，还与记录纸与描记笔之间的摩擦力、描记笔的加热温度、记录纸的纸质等因素有关。阻尼过大或阻尼不足都会造成心电图失真变形，出现"伪差"，引起诊断失误。阻尼过大，在打 1 mV 标准信号方波时有明显的"圆头"出现，如图 11-17 所示；记录心电图时会使 R 波变钝、小的 S 波消失、ST 波形变为有弧度的形状，还可能出现 ST 段的上升或下降、T 波变低平等。阻尼不足，在打 1 mV 标准信号方波时有明显的"过冲波"出现，如图 11-18 所示；记录心电图时会使 R 波增高、S 波加深。因此，对此项指标应予以重视。数字式心电图机因使用热阵式记录器，不会产生阻尼的问题。

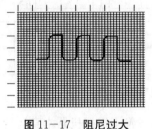

图 11-17　阻尼过大　　　　　　　　图 11-18　阻尼不足

检验方法：按照 XD-7100 心电图机"灵敏度"的检测方法在记录纸带上打 1 mV 定标方波（如"灵敏度"检测已做，则不必再打）。观察和分析定标方波图形，看阻尼是否正常。一般情况下，在 ±20 mm 范围内，方波不应有圆头，过冲量不应大于 1 mm，否则应调整描记笔温度、描记笔压力等。

正确使用心电图机，对于操作者和维护人员都是十分重要的，即使一台完好的心电图机也可能因为使用不当而不能作出满意的心电图来。心电图机的正确使用，除了按正确的操作步骤进行外，还应注意一些特殊因素引起的异常图形。

常见的异常图形主要由肌肉电流干扰、交流电干扰及基线漂移等原因引起。肌电干扰会使图形中叠加有不规则的锯齿波，如图 11-19 所示，由受检者肌肉运动所产生的肌肉电流引起。例如电极绑得过紧、受检者体位不舒服、精神紧张或室温太低，受检者患有甲状腺功能亢进、精神失常、脑出血等都可能是肌电干扰的起因。

交流电干扰是 50 Hz 交流市电感应"窜入"心电图机所致，波形特征是心电波形上叠加有形状规则的周期波，如图 11-20 所示，严重时甚至会淹没心电信号。引起交流电干扰的原因很多，除心电图机本身内部故障外，接地不良或接地线断线、导联线断线或导联线接插件接触不良、导联选择开关接触不良、电极板与皮肤间接触电阻过大、附近有大功率用电设备等都可能是干扰的原因。

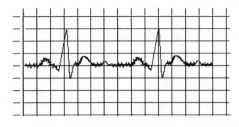

图 11-19　肌电干扰情况下的心电图

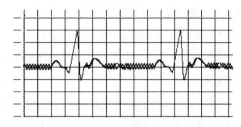

图 11-20　交流干扰情况下的心电图

基线漂移会使心电图的基线偏离心电图纸中心线而上下移动，如图 11-21 所示。除心电图机本身内部故障外，心电图机预热时间不够、受检者呼吸过于剧烈、电极固定过紧、换用新电极时电极板产生过大的极化电压都可能导致基线漂移。

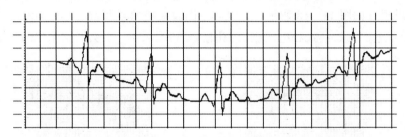

图 11-21　基线漂移情况下的心电图

操作者应该了解干扰类型，正确识别异常图形，善于根据机器本身运行状况、放置环境和病人情况，分析干扰来源，并有效地排除各类干扰，确保作出满意的心电图。XD-7100 心电图机中设有干扰抑制电路，当肌电干扰强烈时，可按动滤波控制键中的[EMG] 键加以抑制；交流电干扰强烈时，可按动 [HUM] 键加以抑制。

【实验内容和步骤】

一、心电图的示波器显示和心电图描记

（1）熟悉心电图机的各控制键及插座的位置、作用和使用方法。检查电源线、接地线、导联线是否连接妥当。将二芯插头插入心电图机右侧面的心电信号输出插口（CRO），二芯插头的黑线（接地线）与示波器探头的接地端（黑线）夹子连接，二芯插头上的红线与示波器探头的正端（红线）夹子连接，以便把心电信号送入示波器。

（2）开启心电图机和示波器的电源开关，两个仪器电源指示灯亮，开始预热。注意让导联线尽量远离交流电源线，导联线不要打成圈。

（3）实验室为每组同学备有 150 cm 长的心电图纸带，选择一位同学为受检者。将四肢电极安放部位擦干净，涂上导电膏或导电液，然后安放好电极。胸电极如不方便可以不安放。由于没有床，受检同学可以安静坐好，与施检同学一同观察实验现象。

（4）观察示波器显示心电图：将导联选择设置在"标 I 导联"，可在示波器荧光屏上看见光点在做周期性振幅运动，注意光迹的形态、特征。然后顺序将导联选择设置到导联"Ⅱ""Ⅲ""aVR""aVL""aVF"，进行同样的观察，可以在自己的纸上大致画下各导联的波形特征图。

（5）心电图描记：施检者按前文"XD-7100 心电图机描记的步骤和使用要点"中的步骤（4）操作，为受检者作心电图。

二、心电图机主要性能指标的简易检测

按前文"心电图机的主要性能指标及简易检测方法"中介绍的检测方法对 XD-7100 心电图机的基线稳定性、噪声、走纸速度、灵敏度、放大系统的对称性、时间常数、阻尼七项指标进行检测。

【数据记录和处理】

1. 通过示波器上的观察，在自己的纸上大致画下各导联的波形特征图。
2. 根据心电图机的性能指标对作出的心电图的质量做出评价，分析各项性能指标是否符合要求。

【注意事项】

实验过程中，若受检者有触电感，施检者要立即拉下墙壁上的电源闸刀，报告指导教师处理。实验完成后，将导联选择器拨回"TEST"位置，取下电极板。心电图机使用完毕，应及时切断电源。

方案二

【仪器介绍】

一、CM100 型心电图机主要操作键及接插件功能

CM100 型心电图机是带有自动诊断功能的单道心电图机，CM100 配备有单色液晶显示和热敏记录仪，采用独特的高精密数字滤波器消除基线漂移、肌电和其他干扰，便于波形判断；记录器采用高分辨率热点阵输出系统，可同时记录 12 导联心电波形、导联名称、走纸速度、增益、患者信息、测量报告等详细信息。仪器全数字设计，数字滤波、自动调节基线和增益、自动切换导联、自动测量心电波形各参数及全自动分析诊断中文报告输出，可分析几百种病例，具有多种输出打印格式，甚至可以存储 150 例病人信息。相比 XD-7100 单道模拟式心电图机来说，CM100 单道数字式心电图机由先进的高分辨率热点阵式输出系统替代热笔式输出。热点阵记录头因其频率响应大为提高，记录的心电波形不再失真，可以记录文字信息及获得更多信息，从而提高了诊断准确率。

本型号仪器属于交、直两用式心电图机。所以控制面板上方有：交流指示灯——使用交流电源供电时，该指示灯亮；电池工作指示灯——当使用内置可充电锂电池供电时，该指示灯亮；电池充电指示灯——当正在对电池充电时，该指示灯和交流指示灯同时亮。CM100 型心电图机的液晶主界面显示内容如图 11-22 所示。第一行从左到右依次为：当前所显示的心电导联波形，共 12 个导联可选；导联脱落的提示信息；受试者的性别、年龄、心率（实时心率值）。第二行从左到右依次为走纸打印模式（手动、自动）、速度（具有 5、10、12.5、25、50 mm·s^{-1} 四挡）、灵敏度、电池容量指示。第三行为当前打印的

导联波形。

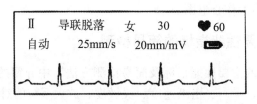

图 11－22　CM100 型心电图机主界面显示内容图

图 11－23 是 CM100 型心电图机操作面板排列图，图 11－24 是 CM100 型心电图机侧面控制键及接插件的位置图。在控制面板右侧有六个功能键，依次是：灵敏度转换键［SENS］，转换顺序为 AGC、2.5 mm·mV^{-1}、5 mm·mV^{-1}、10 mm·mV^{-1}、20 mm·mV^{-1}、10/5 mm·mV^{-1}、20/10 mm·mV^{-1}（分级增益，前面表示肢体导联增益，后面表示胸导联增益），转换的误差为 ±5%，在打印心电图过程中，可以根据心电信号的范围按［SENS］键选择合适的灵敏度以获得最佳心电记录，其中 AGC 挡默认为 10 mm·mV^{-1}；［RECALL］键的作用是可以对存储在病人记录窗口的心电数据进行回放；定标键［1 mV］主要在手动模式打印时可按该键输出 1 mV 的定标电压；模式选择键［MODE］用于打印模式的切换，按该键打印模式在手动和自动之间切换；导联转换键［LEAD］的作用是在手动模式下向右（→）或者向左（←）切换导联。

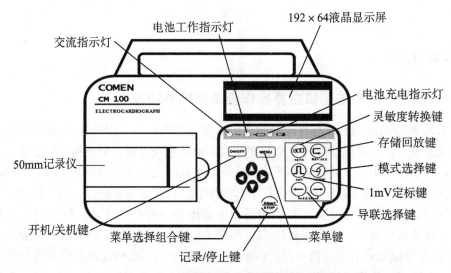

图 11－23　CM100 型心电图机操作面板图

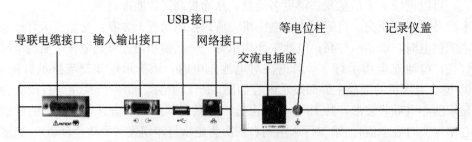

图 11－24　CM100 心电图机侧视图

记录/停止键〔PRINT/STOP〕用于开始或者停止打印。按开机/关机键〔ON/OFF〕开机后，按菜单键〔MENU〕进入菜单界面，一般先通过上/下/左/右〔组合键〕在主界面选择"打印模式""打印速度""灵敏度"等的设定和切换，退出菜单后再进行心电信号的描记。

二、CM100 型心电图机描记心电图的步骤和使用要点

使用交流电源时，先接通交流电源，此时交流指示灯亮，然后按〔ON/OFF〕键开机，仪器启动之后，进入工作状态。使用交流电源的时候，如果内置的可充电电池电量不足，将同时对电池进行充电，此时交流电源指示灯和电池充电指示灯同时亮。当单独使用内置电池时，直接按〔ON/OFF〕键开机，此时电池指示灯亮。仪器启动后，进入工作状态，有两种工作模式：自动模式和手动模式。

自动模式下，在心电记录过程中，导联将自动按顺序切换，具体操作方法：

第一步，按〔MODE〕键选择"自动"，在液晶显示屏上显示"自动"模式；

第二步，按〔MENU〕键进入菜单窗口；

第三步，按〔组合键〕的"上/下键"选择"滤波种类""导联模式"或"采样模式"等，再按"组合键"的"左/右"键进行选择；

第四步，按〔MENU〕键退出菜单窗口；

第五步，按〔PRINT/STOP〕键开始打印，描记完一份完整的心电图后自动停止。

在记录过程中，若有需要可停止记录，但是再次开始记录时，将重新按导联顺序开始描记。

手动模式下，用户可以自己选择记录模式的导联，针对不同的导联，需对记录参数或者其他参数进行不同的设置。具体操作方法是：

第一步，按〔MODE〕键选择"手动"；

第二步，按〔MENU〕键进入菜单窗口；

第三步，按〔组合键〕的"上/下"键选择"滤波种类""导联模式"或"采样模式"等，再按〔组合键〕的"左/右"键进行选择；

第四步，按〔MENU〕键退出菜单窗口；

第五步，按〔PRINT/STOP〕键开始描记；

第六步，按〔LEAD〕向左（←）、向右（→）键切换导联，用户可以在描记过程的任一时刻按〔1 mV〕定标键进行手动定标；

第七步，记录完毕后，按〔PRINT/STOP〕键停止记录。

【实验内容和步骤】

1. 熟悉 CM100 型心电图机各个控制键及插座的位置、作用和使用方法。
2. 开启心电图机，预热。
3. 通过菜单键和组合键设置测试参数。
4. 每一小组选择一位同学作为受检者，将四肢电极安放部位擦干净，涂上导电膏或导电液，然后安放好电极。由于没有床，受检同学可以安静坐好，与施检同学一同观察实验现象。

5. 打印出测试导联心电图。

【数据记录和处理】

1. 采用 CM100 型心电图机打印出受检者的心电图形。

2. 根据心电图机的性能指标对作出的心电图的质量做出评价，分析各项性能指标是否符合要求。

【思考题】

1. 使用心电图机的步骤有哪些？要注意哪些问题？

2. 通过本次实验，你有何收获？

实验 12　压力传感器的研究

【实验目的】

1. 了解非电量测量的一般原理和测量方法。

2. 掌握电阻应变式压力传感器的结构、原理及参数（灵敏度）。

3. 掌握非平衡电桥工作原理。

4. 掌握用压力传感器测量未知物体重量的方法。

【实验器材】

压力传感器、传感器特性测试仪、万用电表。

【实验原理】

一、压力传感器的基本概念

生物医学领域中需要测定压力的场合很多，如测定血压、心内压、眼压、颅内压、胃内压、食道压、膀胱压和子宫内压等。这些压力的精确测量对于生理研究、临床诊断及术中监护都十分重要。如心室和心脏瓣膜口处的压力测量是诊断先天性心脏病的必要手段，呼吸压的测定对诊断肺功能很有用，胸外科手术中监视收缩压和舒张压给外科医生和麻醉师提供早期报警。此外，给病人输血时为了防止负担过重，往往也要监视中心静脉压。

压力传感器是一种把非电量转换成电信号的装置，其工作原理就是使弹性体在压力（重量）作用下产生形变（应变），导致粘贴于弹性体中的应变片产生电阻的变化，再通过适当的测量、放大、滤波电路等处理后，送至监护仪、显示器或记录装置。

在生物医学测量领域，常见的压力传感器有电阻应变式压力传感器、液体耦合的导管－压力传感器、导管端压力传感器、植入式压力传感器等。

二、压力传感器的测量原理

一般的电阻应变式压力传感器测量非电信号的测试原理框图如图 12-1 所示。

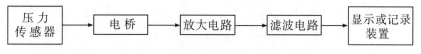

图 12-1 压力传感器测量原理框图

其中电桥、放大电路、滤波电路构成电阻应变仪，本实验中重点介绍压力传感器及电阻应变仪中测量电桥的结构、工作原理。

（1）压力传感器由特殊工艺材料制成的弹性体、电阻应变片、温度补偿电路组成，并采用非平衡电桥方式连接，最后密封在弹性体中。

弹性体：一般由合金材料冶炼制成，加工成 S 形、长条形、圆柱形等。为了产生一定弹性，挖空或部分挖空其内部。

电阻应变片的工作原理是基于金属的应变效应。金属丝的电阻随着它所受的机械变形（拉伸或压缩）的大小而发生相应的变化的现象称为金属的电阻应变效应。其基本结构如图 12-2 所示。它以直径为 0.025 mm 左右的高电阻率的合金电阻丝，绕成形如栅栏的敏感栅。敏感栅为应变片的敏感元件，它的作用是敏感应变变化和大小。敏感栅黏结在基底上，基底除能固定敏感栅外，还有绝缘作用；敏感栅上面粘贴有覆盖层。敏感栅电阻丝两端焊接引出线，用以和外接导线相连。图中 l 称为应变片的标距或基长，它是敏感栅沿轴方向测量变形的有效长度，其宽度 b 指最外两敏感栅外侧之间的距离。注意切勿将敏感栅的基长 l、宽度 b 与基底的长度尺寸相混淆，后者只表明应变片的外形尺寸，并不反映其工作特性。

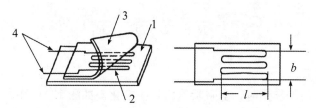

1—基底　2—电阻丝　3—覆盖层　4—引线
图 12-2 电阻丝应变片的基本结构

金属丝的电阻 R 与其电阻率 ρ、长度 L、截面 S 的大小有关。

$$R = \rho \frac{L}{S} \tag{12-1}$$

$$\frac{\Delta R}{R} = \frac{\Delta \rho}{\rho} + \frac{\Delta L}{L} - \frac{\Delta S}{S} \tag{12-2}$$

导体在承受机械形变过程中，电阻率、长度、截面都要发生变化，从而导致其电阻变化。这样就把所承受的应力转变成应变，进而转换成电阻的变化。因此电阻应变片能将弹性体上应力的变化转换为电阻的变化。

压力传感器是将四片电阻应变片分别粘贴在弹性平行梁 H 的上下两表面适当的位置，如图 12-3 所示。R_1、R_2、R_3、R_4 是四片电阻片，梁的一端固定，另一端自由，用于加载荷（如外力 F）。

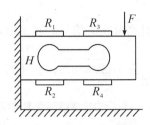

图 12-3　梁式压力传感器原理图

弹性梁受载荷作用而弯曲，梁的上表面受拉，电阻片 R_1、R_3 亦受拉伸作用电阻增大，梁的下表面受压，R_2、R_4 电阻减小。这样外力的作用通过梁的形变而使四个电阻值发生变化，这就是压力传感器。

（2）电阻应变仪：应变片可以把应变的变化转换为电阻的变化，为了显示和记录应变的大小，还需把电阻的变化再转换为电压或电流的变化，完成这一功能的测量仪器一般就称为电阻应变仪。

由于电阻的变化是很微小的，因此要求测量电路能精确地测量出这些微小的电阻变化。通常采用我们熟悉的电桥电路（非平衡电桥）进行测量。传感器上的电阻 R_1、R_2、R_3、R_4 接成图 12-4（a）所示的直流桥路，cd 两端接稳压电源 E，ab 两端为电桥电压输出端，输出电压为 U_o。

由于四块应变片电阻阻值相同，即 $R_1 = R_2 = R_3 = R_4 = R$，当传感器不受外力作用的情况下，满足电桥平衡条件 $\left(\dfrac{R_1}{R_2} = \dfrac{R_3}{R_4}\right)$，有：

$$U_o = E\left(\frac{R_1}{R_1 + R_2} - \frac{R_4}{R_3 + R_4}\right) = 0 \qquad (12-3)$$

即电桥处于平衡状态。

当梁受到外力 F 的作用时，电阻阻值将发生变化。如图 12-4(b)所示，电桥不平衡，则有：

$$U_o = E\left(\frac{R_1 + \Delta R_1}{R_1 + \Delta R_1 + R_2 - \Delta R_2} - \frac{R_4 - \Delta R_4}{R_3 + \Delta R_3 + R_4 - \Delta R_4}\right) \qquad (12-4)$$

假设当梁受到外力 F 的作用时，各电阻阻值变化量相同，即

$$\Delta R_1 = \Delta R_2 = \Delta R_3 = \Delta R_4 = \Delta R \qquad (12-5)$$

此时有：

$$U_o = E \cdot \frac{\Delta R}{R} \qquad (12-6)$$

由式（12-6）可知，电桥的输出电压 U_o 与电阻的变化量 ΔR 成正比，这就是非平衡电桥的工作原理。显然测量出的 U_o 大小可反映外力 F 的大小。另外，若要获得较大的输出电压 U_o，可以采用较高的电源电压 E。注意由于电源电压的不稳定将给测量结果带来误差，因此，电源电压一定要稳定。

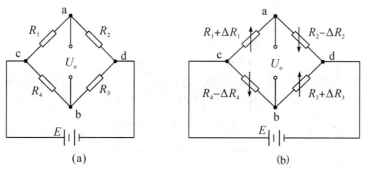

图 12－4　差动电桥电路

三、显示或记录装置

电压 U_o 的测量目前常用的显示装置有三类：模拟显示如毫伏表，数字显示可用数字电压表，图像显示可用屏幕显示测量结果或变化曲线。常用的记录仪有各种示波器和电子自动电位差计等仪器，在实验中我们采用数字万用表测量 U_o。

四、压力传感器的特性

传感器通常用灵敏度、线性度、滞后性、重复性误差几种参数描述其线性关系和重复、稳定等性质。作为压力传感器，最理想的情况是测量出的 U_o 的大小和所加外力呈线性关系，用灵敏度表示。但实际中的传感器构件总是存在一定的非线性关系或只能在一定范围内满足线性关系，线性度、滞后性、重复性误差几个参数描述传感器的非线性性质和其在加载、减载过程中传感器测量的准确程度。

本实验所用传感器，出于安全等方面的考虑，所加载力范围在其线性度最好的区域内，因此，在本实验中只测量灵敏度 S。灵敏度 S 反映压力传感器对加、减压力的灵敏程度，其定义为：

$$S = \frac{\Delta U_o}{\Delta F} \qquad (12-7)$$

单位：$mV \cdot N^{-1}$。

【实验内容与步骤】

1. 电路连接：将压力传感器上四块应变电阻片按实验电路图 12－5 连接。实验电路中在桥臂 R_3、R_4 之间外接一个传感器平衡器 R_0，这是因为在传感器不受外力时，电桥应处于初始平衡状态，但实际上电桥各臂电阻不可能完全相同，另外还有接触电阻和导线电阻等因素使得电桥总是稍微的不平衡，为此接入 R_0，微调此电阻满足初始平衡状态。

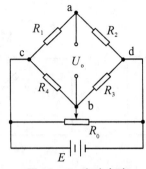

图 12-5　实验电路

2. 测量载荷力 F 与电桥输出电压 U_o 的关系，保持电源输出电压 $E = 10.0$ V。

（1）微调电阻 R_0，使电桥平衡，即 $U_o = 0$ V；

（2）按顺序增加砝码（每次增加一个，共 8 个），记录每次加载时的输出电压值 U_o；

（3）再按相反次序将砝码逐步取下，记录输出电压值 U_o；

（4）以上得到的所有数据全部记入表 12-1 中。

3. 测量传感器电源电压 E 与电桥输出电压 U_o 的关系（保持加载砝码的质量为 100 g）。

（1）改变稳压电源的输出电压 E 从 1.0 V 至 10.0 V，分别记录输出电压值 U_o；

（2）测量数据记入表 12-2 中。

4. 用压力传感器测量任意物体的重量。

将一个未知重量的物体 W 放置于加载的平台上，测出电压 U_o，同一物体测量三次求出平均值 U_o。

【数据记录与和处理】

1. 用逐差法求出传感器的灵敏度 S，计算公式如下：

$$\Delta U_{oi} = U_{o(i+4)} - U_{oi} \quad (i = 1,2,3,4) \qquad (12-8)$$

$$\Delta U_o = \frac{1}{4} \sum_{i=1}^{4} \Delta U_{oi} \qquad (12-9)$$

$$\Delta F_i = F_{i+4} - F_i \quad (i = 1,2,3,4) \qquad (12-10)$$

$$\Delta F = \frac{1}{4} \sum_{i=1}^{4} \Delta F_i \qquad (12-11)$$

$$S = \frac{\Delta U_o}{\Delta F} \qquad (12-12)$$

将数据记入表 12-1 中。

2. 作出传感器特性曲线：以 F(N) 为横坐标，U_o(mV) 为纵坐标，以灵敏度 S 的数据表格中数据作传感器特性曲线。

3. 作 $E - U_o$ 关系图，分析是否为线性关系。

4. 计算被测物体的重量：$W = U_o \cdot S^{-1}$。

【注意事项】

1. 注意实验中被测物体不能超载。

2. 加减砝码要轻拿轻放。

【思考题】

1. 分析本实验中采用的压力传感器是否是线性传感元件。
2. 通过本实验，您有何收获？

表 12-1　灵敏度 S 的测量

序号	砝码质量 (g)	外力 $F_i = mg$（N）	ΔF_i（N）	U_{oi}（mV）			ΔU_{oi}（mV）
				加载	减载	平均	
1							
2							
3							
4							
5							
6							
7							
8							
	$\Delta F = \frac{1}{4}\sum_{i=1}^{4}\Delta F_i =$			$\Delta U_o = \frac{1}{4}\sum_{i=1}^{4}\Delta U_{oi} =$			

表 12-2　测量电源输出电压 E 与电桥输出电压 U_o 关系

电源电压（V）	1.0	2.0	3.0	4.0	5.0	6.0	7.0	8.0	9.0	10.0
输出电压（V）										

实验 13　温度传感器

【实验目的】

1. 了解温度传感器在医学中的应用。
2. 掌握常用热电式温度传感器的测温原理及其特性。
3. 学习温度传感器的定标及使用方法。

【实验器材】

热电式温度传感器（镍铬－康铜热电偶、NTC 型热敏电阻、集成电路 AD590）、数字万用表、数字电压表、直流电源、烧杯、酒精灯、冰。

【实验原理】

传感器又称为换能器、变换器及探测器等，它能把在日常生活中所遇到的非电量的信息转换成电子仪器或计算机所接受的电信号，通过分析处理并显示出来。在医学领域中，温度是一个非常重要的生理参数，人体各个部位的温度是诊断各类疾病的重要依据，所以温度传感器在生物医学中的应用非常广泛：我们可以通过温度传感器精确控制调节保温箱内温度，稳定新生儿的体温；感染及炎症所引起的血流量增加，也能够通过对温度的测量反映出来。

温度传感器主要分为热电式传感器和热辐射式传感器两大类型，按测量方法又可以分为接触式和非接触式两种。本次实验主要介绍几种热电式温度传感器的工作原理、温度响应特性及其使用方法。

一、热电偶

将两种不同种类的金属 A 和 B 相连（如图 13-1 所示），两个接触点保持在不同温度 t_1 和 t_2 时，回路中就会产生电动势，这种现象称为热电效应。回路中产生的电动势 V 称为温差电动势，金属 A 和 B 组成一对热电偶。热电偶的温差电动势与两个接触点温度的关系可近似表示为：

$$V = \alpha(t_1 - t_2) + \beta(t_1 - t_2)^2 \qquad (13-1)$$

式中：α 和 β 为热电偶常数，由两种金属的特性决定；

t_1 为被测温度（℃）；

t_2 为参比温度（℃），通常令 $t_2 = 0$℃。

但因常用热电偶材料的 β 值不大，一般可近似认为温差电动势与温度差呈线性关系，表 13-1 中列出几种常用热电偶的特性。

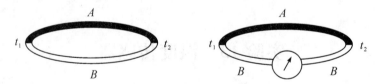

图 13-1　热电偶示意图

表 13-1　一些常用热电偶的特性

热电偶	灵敏度（20℃）$\mu V \cdot ℃^{-1}$	有用量程（℃）	说明
铜/康铜（$Cu_{100}/Cu_{57}Ni_{43}$）	45	$-150\sim+350$	精度约±0.5%
铁/康铜	52	$-150\sim+1\,000$	精度约±1%
铬镍合金/镍铝合金（$Ni_{90}Cr_{10}/Ni_{94}Mn_3Al_2Si_1$）	40	$-200\sim+1\,200$	恶劣环境中性能良好，精度约±0.5%
铬镍合金/康铜	80	$0\sim+500$	恶劣环境中稳定性好，普通材料中灵敏度最高

热电偶	灵敏度（20℃）μV · ℃$^{-1}$	有用量程（℃）	说明
铂/铂铑合金 （Pt$_{100}$/Pt$_{90}$Ph$_{10}$）	6.5	0～+500	很稳定，昂贵，灵敏度低，精度约±0.25％

热电偶灵敏度以 μV · ℃$^{-1}$ 为单位，普通热电偶的灵敏度在 20℃ 时，变化范围是 6.5～80 μV，精度为 0.25％～1％。表中数据的参比温度为 0℃，并以高纯度和高均匀度的标准热电偶材料为依据，若要达到高于 0.5％ 的精度，必须对每一热电偶单独进行校准。在实际情况下，参比接点应保持在已知的恒定温度下作为基准，以便测定要测的未知温度。

用热电偶测温度的方法：将热电偶测量端插入待测温度场，另一侧为参比温度端（通常保持在 0℃），把数字电压表串联在热电偶中，直接读取温差电动势，再根据所用热电偶的种类查阅对应的分度表，便可得到待测温度，表 13-2 是本实验采用的镍铬－康铜热电偶分度表。

表13-2　镍铬－康铜热电偶（E型）分度表

温差电动势 V 的单位：mV　　参比温度：0℃

t（℃）	0	1	2	3	4	5	6	7	8	9
0	0.000	0.059	0.118	0.176	0.235	0.294	0.354	0.413	0.472	0.532
10	0.591	0.651	0.711	0.770	0.830	0.890	0.950	1.010	1.071	1.131
20	1.192	1.252	1.313	1.373	1.434	1.495	1.556	1.617	1.678	1.740
30	1.801	1.862	1.924	1.986	2.047	2.109	2.171	2.233	2.295	2.357
40	2.420	2.482	2.545	2.607	2.670	2.733	2.795	2.858	2.921	2.984
50	3.048	3.111	3.174	3.238	3.301	3.365	3.429	3.492	3.556	3.620
60	3.685	3.749	3.813	3.877	3.942	4.006	4.071	4.136	4.200	4.265
70	4.330	4.395	4.460	4.526	4.591	4.656	4.722	4.788	4.853	4.919
80	4.985	5.051	5.117	5.183	5.249	5.315	5.382	5.448	5.514	5.581
90	5.648	5.714	5.781	5.848	5.915	5.982	6.049	6.117	6.184	6.251
100	6.319	6.386	6.454	6.522	6.590	6.658	6.725	6.794	6.862	6.930

当测量到热电偶的温差电动势数值在分度表中没有时，需要用线性内差法计算此时的温度值，若热电偶的温差电动势为 V_x，那么可在分度表中查出 V_x 两侧与之最近的 V_1 和 V_2 以及所对应的温度 t_1 和 t_2，则被测温度 t_x 满足：

$$\frac{t_x - t_1}{t_2 - t_1} = \frac{V_x - V_1}{V_2 - V_1}$$

则被测温度 t_x 可由下式求出：

$$t_x = t_1 + \frac{V_x - V_1}{V_2 - V_1}(t_2 - t_1) \tag{13-2}$$

在生物医学中，热电偶测温度的应用非常普遍。我们可以把热电偶测量端做得非常小，最小的热电偶直径可小于 12 μm，那么，可以测量皮下和体内温度，甚至用于细胞内瞬态温度测量。它的优点是容易制造、测量端可做得很小、热容器量小、温度响应快、测量温度的范围很广（−200℃～＋2 000℃）、稳定性好。缺点是输出电压小、灵敏度较低并需要一个参比温度。

二、集成电路温度传感器

由于 PN 结的伏安特性与温度有关，利用 PN 结的这一特性可以制成各种温度传感器。集成电路温度传感器就是典型的 PN 结型温度传感器的其中一种类型，它是将作为感温器件的温敏三极管及其外围电路集成在同一芯片上的集成化 PN 结温度传感器，它产生与温度成正比的电压和电流。这种传感器精度高、线性好、体积小，使用方便，其工作温度范围一般为−50 ℃～＋150 ℃（218～423 K）。按其输出可分为电压型和电流型，典型的电流型集成电路温度传感器有 AD590。

集成电路 AD590 是一个两端器件，测温范围为−55 ℃～＋150 ℃，所对应的电流范围为 218～423 μA，电流温度灵敏度为 1 $\mu A/K$，在整个工作温度范围内，这种传感器的精度可达±0.5 ℃，线性误差小于±0.5 ℃，图 13−2 所示为 AD590 在不同温度下的电流与电压关系曲线。

从图中看到温度传感器 AD590 在 3 V 左右就进入线性区（该区为恒流区）。在恒流区内，输出阻抗非常高，5 V 时约为 5 MΩ，在 15 V 以上可超过 20 MΩ，在 15～30 V 的电源范围内，电源电压变化 1 V 引起的电流变化小于 0.1 mA，因此，电源电压变化引起的温度误差是很小的。由于该传感器为电流输出型，并且输出阻抗高，因此，它的抗干扰能力强，用普通的双股绞合线就可以进行有线温度测量，如图 13−3 所示。

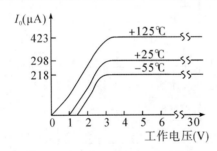

图 13−2 AD590 的电流−电压特性

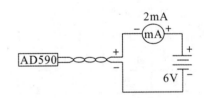

图 13−3 简单的测温电路

三、热敏电阻

几乎所有物质的电阻率都随其本身温度的变化而变化，利用这一原理制成的温度敏感元件称为热敏电阻。热敏电阻一般多采用金属或半导体材料制作，通过热敏电阻将温度的变化变换成阻值的变化，从而实现温度测量。热敏电阻分为三类：负温度系数（NTC）型，其电阻值随温度的升高而减小；正温度系数（PTC）型，其电阻值随温度的升高而增加；单晶掺杂的半导体（通常是硅），温度系数为正。

本实验采用 NTC 型热敏电阻的温度系数为−3％·℃$^{-1}$～−5％·℃$^{-1}$，比金属热敏电阻的温度系数大 10 倍左右，电阻值从数欧到几兆欧。某些玻璃封装的器件，稳定度可达±0.2％/年。

对于 NTC 型热敏电阻,在不太宽的温度范围内(低于 450 ℃),热敏电阻的电阻－温度特性符合指数规律,即:

$$R_T = R_0 \exp\left[B\left(\frac{1}{T} - \frac{1}{T_0} \right) \right] \qquad (13-3)$$

式中:R_T 为温度 T(绝对温度)时的阻值;

R_0 为参考温度 T_0(绝对温度)时的阻值;

B 为热敏电阻的材料系数,常取 2 000~6 000 K。

$$B = \frac{T_0 T}{T_0 - T} \ln \frac{R_T}{R_0}$$

T 为热力学温度,$T = 273 + t$(t 为摄氏温度)。几种 NTC 型热敏电阻的电阻－温度特性曲线如图 13－4 所示。

半导体热敏电阻,由于灵敏度高、体积小、长期稳定性好,因而在生物医学的温度测量中应用非常广泛。根据不同的使用要求,可以把半导体热敏电阻做成各种不同的形状。生物医学中常用薄片状或珠状的热敏电阻为温度测量探头,因为这两种结构都可以做得很微小,而且热惯性小,响应时间很短。薄片状热敏电阻厚度可以做得非常薄,甚至只有几十个纳米,很适合于测量表面温度和皮肤温度等;珠状热敏电阻的直径可以做到小于 0.15 mm,很适合于测量肌肉温度和血管内的血液温度。

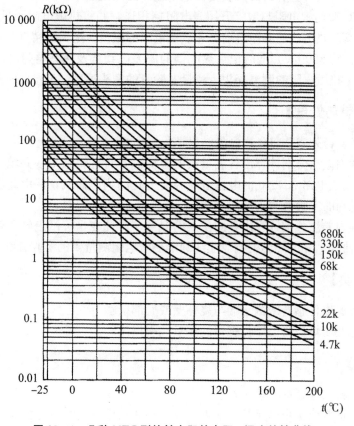

图 13－4 几种 NTC 型热敏电阻的电阻－温度特性曲线

【实验内容与步骤】

1. 将冰块砸成小冰屑放入保温杯内与纯水相混合，形成冰水混合物。把热电偶安放在支架上，将热电偶的一端接点插入冰水混合物中，作为参比温度。通常为了减少环境的传热影响，应使水面略低于冰屑面，这样得到的参比温度约为$-0.06\,℃$，比$0\,℃$稍低，对于精度要求不是非常高的测温来说，参比温度近似为$0\,℃$。把热电偶的另一端接点插入盛有水的烧杯中。接通数字电压表电源，使用前先清零。清零步骤：先将数字电压表两输入端短路，按住面板上"清零"键直至数字电压表上面板左侧四个指示灯发光，保持输入端短路直到指示灯灭。然后将数字电压表与热电偶串联在一起。

2. 将集成电路 AD590 与数字万用表直流电流挡及直流电源按图 13-3 串联后，把集成电路 AD590 测温探头没入烧杯里的水中，尽可能靠近热电偶测量端，以减小它们之间的温度差。打开直流电源开关，直流电源电压设定为 6 V。把数字万用表的直流电流挡设定在一合理挡位上，并打开数字万用表的开关，同时记录热电偶的温差电动势和集成电路 AD590 的电流值，由测得的温差电动势通过查表得到此时的温度值。用酒精灯加热烧杯中的水，使水温上升，每隔 300 μV 左右（约 5 ℃）同时记录热电偶的温差电动势和集成电路 AD590 的电流值，直至烧杯中的水沸腾。取出集成电路 AD590 的测温探头，将探头温度降到室温后测量实验者的额头温度，记录此时的电流值。

3. 将 NTC 型热敏电阻与数字万用表电阻挡相连，并将热敏电阻测量探头插入水中，同时记录水沸腾时热电偶的温差电动势和热敏电阻的阻值，熄灭酒精灯，使水温下降，每隔离 5 ℃左右（约 300 μV）同时记录热电偶的温差电动势及热敏电阻的阻值，直至温度降至室温。取出热敏电阻的测温探头，测量实验者的额头温度，记录此时的电阻值。

【数据记录与处理】

1. 实验者自行列表，将各次测量结果填入表中。

2. 用线性内差法分别计算出各测量点的温度。并将计算结果一并填入表中，以此在坐标纸上画出集成电路 AD590 的电流值随温度变化的响应曲线，并由此温度响应曲线确定 AD590 测量到的实验者额头温度。

3. 用线性内差法分别计算出各测量点的温度。以此在坐标纸上画出热敏电阻值随温度变化的响应曲线，并由此温度响应曲线确定热敏电阻测量到的实验者额头温度。

【注意事项】

1. 应避免温度传感器的测量端与烧杯壁或底部接触。
2. 应避免酒精灯烧烤温度传感器的测量端引出线。

【思考题】

1. 如何提高热电偶的灵敏度？
2. 在生物医学测量中，半导体热敏电阻有哪些测温形式？如何应用？

实验 14　分光计的使用（波长测定、观察明线光谱）

【实验目的】

1. 了解分光计的结构和调节方法。
2. 了解光栅的结构和观察光栅的衍射现象。
3. 掌握用光栅测定单色光波波长的方法。
4. 了解光谱分析原理，用分光计观察发射光谱和吸收光谱。
5. 测定未知元素光谱线的波长，并确定未知元素的名称。

【实验器材】

JY－1型分光计、光栅、玻璃三棱镜、平面反射镜、钠光灯。

【实验原理】

当复色光通过分光元件（如光栅或三棱镜）后，可被分解为单色光，这种现象称为光的色散。色散后的单色光按波长大小依次排列而成的图谱称为光谱。

光栅被广泛应用于研究各种光谱和测定光波波长。现有光栅主要分为透射光栅、反射光栅和全息光栅几种。本实验所使用的是透射光栅，即在一块透光玻璃上刻出许多平行的、等宽等距离的刻线，被刻过的地方因漫反射而不透光，未刻过的地方成为透光的狭缝，这就是透射光栅。不透光部分和透光狭缝的宽度之和称为光栅常数，通常用符号 d 表示。在实验中通常会给出光栅为每毫米多少条狭缝，如每毫米 500 条或 600 条，则相应的，其光栅常数 d 为 $\frac{1}{500}$ mm 或 $\frac{1}{600}$ mm。

光栅衍射的原理如图 14－1 所示。若用平行光线垂直投射到光栅上，再用凸透镜将透过光栅的平行光会聚成像于观察屏上。由于光栅上有许多狭缝，当平行光垂直照射到光栅上时，每个狭缝各自产生单缝衍射，形成明暗相间的衍射条纹；同时，所有狭缝发出的子波彼此干涉，产生多缝干涉现象，形成明暗相间的干涉条纹。所以屏上任一点 P 的衍射图样是单缝衍射和多缝干涉的总效果的体现。总之，光栅衍射图样是明暗相间的条纹，其中，衍射图样产生明纹的条件由光栅方程决定：

$$d \cdot \sin\theta_k = k\lambda \quad (k = 0, \pm 1, \pm 2, \cdots) \tag{14-1}$$

式中，d 为光栅常数，θ_k 为第 k 级明纹的衍射角（衍射角 θ 指的是光的衍射方向与光栅法线方向间的夹角），λ 为单色光的波长，k 表示明纹的级数（$k=0$ 时，$\theta=0$，得到最亮的中央明纹；$k=\pm1$, ±2, …时，得到对称在中央明纹两侧的第一级、第二级明纹……明纹的亮度随级数的增高而逐级递减）。当衍射角 θ 满足光栅方程时产生明纹，反之，由于光线的抵消或部分抵消而呈现暗区即衍射图样的暗纹。根据光栅方程，若已知光栅常数 d，只需观察到第 k 级明纹并测出该级明纹的衍射角 θ_k，即可求出明纹所对应的光波波长

值 λ。本实验用分光计上调焦到无穷远的望远镜来观察光栅衍射光线在无穷远处所成的像，并记下望远镜的相应位置，从而测出衍射角 θ_k。具体来说，如图 14-2 所示，调整望远镜，使其正对平行入射光，此时通过望远镜看到的条纹即为中央明纹 $k=0$，记下望远镜相应位置，然后左右移动望远镜，当看到第 k 级明纹时，再次记下望远镜位置，将两个位置相减即可得到 θ_k。

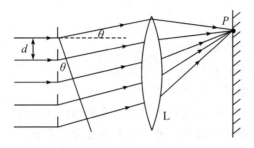

图 14-1　光栅衍射原理图

对于三棱镜，由于含有不同波长的复色光从一种介质进入另一种介质时，在界面处会产生折射，且各种波长的光在棱镜内折射率不同（λ 大的 n 小，λ 小的 n 大），所以当一束平行白光入射到三棱镜上时，经过两次折射后，各种波长的光波被分开，于是屏上可看到由红到紫的光谱亮纹，其波长从大到小，如图 14-3 所示即为三棱镜的色散示意图。

光谱可分为发射光谱和吸收光谱。发射光谱是发光体发出的光直接经分光装置后得到的光谱，可分为连续光谱、线状光谱和带状光谱三类。由灼热的固体或液体发出的包含从红到紫各种波长的色光，直接经分光装置后得到的光谱是连续的彩带，且中间不间断，这种光谱称为连续光谱；通常气压下的灼热气体或蒸气所发出的光，直接经分光装置后得到的光谱在黑暗背景下是一些不连续的、清晰的亮线，这种光谱称为线状光谱（又称为明线光谱或原子光谱）；一些化合物发出的光经分光装置后得到的光谱，其谱线密集成带，这种光谱称为带状光谱（又称为分子光谱）。当白光通过某些具有选择性吸收的物质后，在其连续光谱的背景上出现若干条暗线或暗带，这种光谱称为吸收光谱。例如，用白炽灯通过蒸汽（或透明的液体、固体）层后，在其连续光谱上将出现若干暗线，形成吸收光谱。

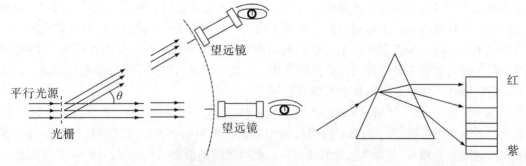

图 14-2　测定望远镜两个角位置即可测得衍射角 θ_k　　　图 14-3　色散示意图

每一种元素都有自己特定的发射光谱和吸收光谱，并且同一种元素的发射光谱和吸收光谱的波长完全一致，利用元素的这种特性来判定物质的化学成分和含量的方法，称为光谱分析。光谱分析可细分为定性光谱分析和定量光谱分析：研究某种物质的发射光谱和吸收光谱中的特征谱线，借以判断该物质中的化学成分的方法，称为定性光谱分析；在定性光谱分析的基础上，进一步测定谱线的相对强度，便可确定物质中某种元素的含量，这种方法称为定量光谱分析。光谱分析具有灵敏度高、速度快和方法简便等优点，近年来其被广泛地运用于各个方面。在医学中，可以利用光谱分析来测定血浆、体液和药品的成分，还可利用光谱分析来鉴定中药质地的优劣和是否发生霉变等。

本实验所用的光谱分析仪器为分光计。将待测物体发出的光经平行光管后变成平行光，平行光经载物平台上的三棱镜后发生色散，形成光谱，从望远镜中便可观察到各级谱线，同时，通过分光计的读数圆盘即可确定各谱线的相对位置。波长一定的谱线在读数圆盘上都有确定的位置，且每种元素都有自己的特征谱线，因此，我们可以利用某已知元素（例如氦 He 或汞 Hg，各谱线波长为已知），通过分光计测出其各谱线在分光计读数圆盘上的相对位置，并以此为横坐标，以相应谱线的波长为纵坐标，在坐标纸上绘制曲线，此曲线称为定标曲线，如图 14−4 所示。定标曲线实际上就是波长与位置（此处"位置"又称为偏转角）的函数关系。在保持相同的测量条件下（即平行光管的狭缝与透镜的距离、望远镜的物镜与目镜的距离以及平行光管、读数圆盘、三棱镜的相对位置等），根据待测元素谱线在读数圆盘上的位置，从定标曲线上读出相应谱线的波长值，然后与附表中所列元素的谱线进行对比，从而判定该元素的名称。

使用分光计来研究光谱时，光谱谱线在读数圆盘上的位置是相对的，因此，由其绘制出来的定标曲线只适用于相同的条件，包括上述棱镜的位置等完全相同时，才能用定标曲线找出未知元素谱线的波长。

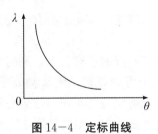

图 14−4 定标曲线

【仪器简介】

分光计又名为分光仪。可用来配合光栅做光的衍射实验，观察光谱并测定光波波长；也可用来测量平行光线偏折的角度，测量三棱镜的顶角和最小偏向角，并利用最小偏向角测量棱镜及透明材料的折射率等。

如图 14−5 所示，分光计主要由仪器架座（26）、载物平台（12～14、24～25）、望远镜（1～5、16～18、20～21）、平行光管（6～11）、读数圆盘（15、19、22～23）等五部分组成。下面对其主要部分的功用加以介绍。

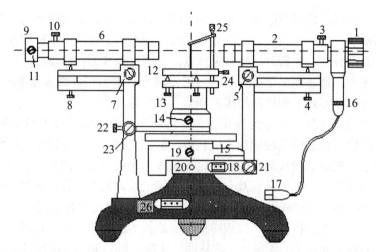

1—望远镜目镜视度调节手轮　2—望远镜筒　3—目镜销紧螺钉　4—望远镜光轴高低调节螺钉
5—望远镜光轴水平调节螺钉　6—平行光管　7—平行光管光轴水平调节螺钉　8—平行光管光轴
高低调节螺钉　9—狭缝装置　10—狭缝装置销紧螺钉　11—狭缝宽度调节螺钉　12—载物平台
13—载物台水平调节螺钉（三个）　14—载物台锁定螺钉　15—读数圆盘、游标盘　16—照明光
管　17—照明光管电源插头　18—照明光管电源插座　19—刻度盘锁定螺钉　20—望远镜支架制
动螺旋　21—望远镜微动螺旋　22—游标盘止动螺钉　23—游标盘微调螺旋　24—夹具竿锁定螺
钉　25—夹具弹簧片锁紧螺钉　26—电源进线插座

图 14-5　分光仪的结构

（1）仪器架座：整个分光计的底座，架座中心有一垂直方向的主轴，望远镜和读数圆盘可绕该轴转动。

（2）载物平台：在刻有若干同心圆的小圆台上，附有夹具弹簧片，用来固定光栅或三棱镜等光学器件。平台下方有三个可调螺钉，用来调节平台高度和倾斜度，松开紧固螺钉，平台可绕轴旋转和沿轴升降以适应高矮不同的被测对象。

（3）望远镜：用来确定光线传播方向，结构如图 14-6 所示，由物镜和阿贝式自准直目镜组成。物镜和目镜之间的 B 筒上装有带双十字线的分划板，物镜固定在 A 筒的一端，B 筒可沿 A 筒滑动以改变分划板与物镜间的距离，使分划板能调到物镜的焦平面上。目镜 C 由场镜和接目镜组成，它可沿 B 筒滑动，以改变目镜与分划板之间的距离使分划板可调到目镜的焦平面上。在目镜和分划板之间有一个全反射小棱镜，目镜下方照明灯管的光线通过绿色玻璃进入小棱镜，经小棱镜全反射后照亮分划板上的透光十字窗，将十字窗视为"物"，其发出的光线经物镜射向载物平台上设置的反光面（如平面镜、光栅或三棱镜等），则反射光再进入望远镜时将形成清晰的绿十字像，若反光面与望远镜光轴垂直，则绿十字像不仅清晰可见，且与分划板"上十字线"重合，则望远镜已调好。

4. 平行光管：用来获得线状平行光束。如图 14-6 所示，一端装透镜，另一端装带有狭缝的套管，狭缝的宽度可通过狭缝调节螺钉加以改变。套管可前后移动，以改变狭缝与透镜间的距离，使狭缝处在透镜的焦平面上以获得平行光。

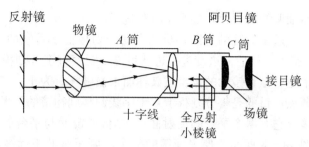

图14－6　望远镜的结构

5. 读数圆盘：其读数可用来确定望远镜轴和载物台上的光学器件之间的相对方位。由可绕中心轴转动的主尺角度盘和游标盘组成。主尺角度盘分为360°，最小刻度为半度，游标盘同一直径的两端刻有一对游标尺，每个游标为30等分，所以以角度测量可精确到$1'$。读数方法按游标原理，先读出游标零线前主尺角度圆盘上的读数，然后再读游标读数，看游标上第几条刻度线与主尺刻度圆盘上的某刻度线对齐，图14－7所示的情况读数为$12°24'$，由于仪器中轴和角度盘中心在制造时不可能完全重合在一起，且轴套之间不可能没有缝隙，因而望远镜实际转过的角度与在角度盘上读得的角度不完全精确一致而产生所谓的"偏心差"，为消除偏心差提高精度，仪器上同一直径的两端对称设置有两个游标，读数时要把两个游标的读数都记下来，再按下式计算衍射角θ_k。

$$\theta_k = \frac{1}{2}\left[\,|\varphi_k - \varphi_0| + |\varphi_k' - \varphi_0'|\,\right] \tag{14-2}$$

式中φ_0、φ_k为一端游标起止角度，φ_0'、φ_k'为另一端游标起止角度。如果望远镜在移动过程中，某一游标经过0位置（即经过读数的零点），则上式须适当修正：

$$\theta_k = \frac{1}{2}\left[(360° - |\varphi_k - \varphi_0|) + |\varphi_k' - \varphi_0'|\,\right] \tag{14-3}$$

若另一游标过零点，可依此类推。

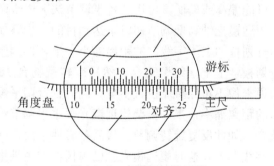

图14－7　角游标读数示例

分光计的调节方法：

为了进行精确测量，测量前，必须对分光计进行细心的调节，要求达到望远镜聚焦于无穷远（以便于清晰地观察到衍射图样），平行光管发出平行光，平行光管和望远镜的光轴共面且与仪器中轴垂直。调节前应先对照仪器熟悉结构和各调节螺钉的作用，然后目测估计，使各部件位置大致合适，最后对各部件进行仔细调节。

（1）目测粗调：用眼睛直接观察，调节望远镜和平行光管的光轴高低调节螺钉，使两者的光轴尽量呈水平状态；调节载物台下三只调平螺钉，使载物台呈水平状态。粗调完成得好，可以减少后面细调的盲目性，使实验顺利进行。

（2）细调：调节望远镜目镜的焦距，目的是使分划板位于目镜的焦平面上。把图 14 －5 中目镜调焦手轮旋出，然后一边旋进一边从目镜中观察直至分划板上双十字线成像清晰，再慢慢地旋出手轮，至目镜中的像将被破坏而未被破坏时为止。

（3）望远镜的调焦：目的是将分划板上双十字线调整到物镜的焦平面上。首先，在载物平台上放置平面镜（它有两个平行的反射面），尽量使镜面与平台的调平螺钉 B、C 的连线垂直平分，如图 14－8 所示。使平面镜的一个反射面对准望远镜，先用眼睛粗略估计，以使该镜面与望远镜光轴垂直。接通电源，点亮目镜筒下方的小灯。微微转动载物台，直到从目镜中能看到反射回来的绿十字像。松开目镜锁紧螺钉，前后移动调节管 B，使绿色小十字像清晰，即表示分划板上双十字线已在物镜焦平面上。完成上述调节，说明望远镜已聚焦于无穷远。旋紧螺钉锁定阿贝目镜。

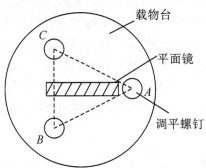

图 14－8　平面镜的位置

（4）使望远镜光轴垂直于仪器的转轴：望远镜已聚焦于无穷远，但望远镜光轴与仪器转轴不一定垂直，也就是说十字窗的绿十字像不是如图 14－9 所示刚好落在分划板双十字线的"上十字线"上，可能偏高或偏低。可用"各半调节法"逐步微调载物台下三个调平螺钉中的 B、C 螺钉和望远镜光轴高低调节螺钉来达到目的。步骤如下：调载物台调平螺钉 B，使绿色十字像与分划板"上十字线"的距离缩小一半，再调望远镜光轴水平调节螺钉，使绿色十字像与分划板"上十字线"重合。然后旋转载物台 180°（平面镜也随同旋转）后再行观察，一般说来像不再保持原位置不变，调载物台调平螺钉 C，使绿色十字像与分划板"上十字线"的距离缩小一半，再调望远镜光轴水平调节螺钉，使绿色十字像与分划板"上十字线"重合。如此反复旋转调节，最后务必使平面镜前后两面反射成像的位置均落在分划板"上十字线"上，这时望远镜光轴已与仪器的主轴垂直。

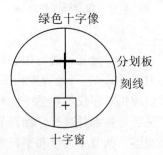

图 14－9　望远镜光轴垂直于仪器轴调节

（5）调节平行光管：取下平面镜，将已调好的望远镜对准平行光管，开启钠光灯照亮狭缝，调整光缝宽度约为 0.5 mm，在望远镜内观察平行光管中射出的光缝的像，考虑到平行光管的狭缝应在平行光管物镜的焦平面上才能使经过平行光管的光线成为平行光，故松开狭缝装置锁紧螺钉，前后移动并稍转动光缝体，使光缝像在望远镜分划板上成像最清晰且与分划板上的竖线平行，就表明光缝的位置已调整至平行光管物镜焦平面上，平行光管产生了竖直方向的线状平行光。

使平行光管的光轴垂直于仪器转轴。以调好的望远镜光轴为标准，只要平行光管的光轴与望远镜光轴平行，则平行光管的光轴必与仪器的转轴垂直。为此，调节光缝使其较窄，转动光缝体 90°，使光缝平行于分划板十字线的水平线，调节平行光管光轴高低调节螺钉，使光缝像正好与分划板中央水平线重合，就表明平行光管的光轴与望远镜光轴平行，且也与仪器中轴垂直，然后将光缝体旋转 90° 使光缝回到竖直位置。至此，分光计调节完毕。

方案一　用光栅测定波长

【实验内容与步骤】

1. 按分光计调整方法调整好分光计。将钠光灯对准平行光管的狭缝，移动望远镜，使从望远镜中看到的狭缝像与分划板上双十字线竖线重合，固定望远镜不动。

2. 将光栅按如图 14-8 所示位置放在载物台上，务必使光栅平面与平台的调节螺钉 B、C 连线的中垂线相重合，先调节光栅平面与望远镜光轴垂直。方法是以光栅面为反射面，用自准直法调节光栅面与望远镜相垂直。因望远镜已调好不能再动，所以应调节载物台的两个螺钉 B 和 C，使得在望远镜中观察到的光栅面反射回来的绿十字像与望远镜分划板"上十字线"重合，此时零级衍射像也应与十字线竖线相重合，这时光栅面已与中心转轴平行且垂直于平行光管，故可固定载物台。

3. 调节光栅使其刻线与转轴平行。方法是转动望远镜观察衍射光谱的分布情况，应注意中央条纹两侧的谱线是否高低都一样，若不是，则说明光栅刻痕与分光计主轴不平行，可调节载物台的调平螺钉 A（切勿动已调好的 B、C 调平螺钉），直到各谱线基本在同一水平线上为止，便可进行测量。

4. 微微移动望远镜，直到从望远镜中观察到的零级像与分划板双十字线中竖线重合，绿色十字像与分划板"上十字线"也重合，读出分光计读数圆盘的两个游标的示数，记录下起始角位置读数 φ_0 及 φ_0'。参见图 14-10。

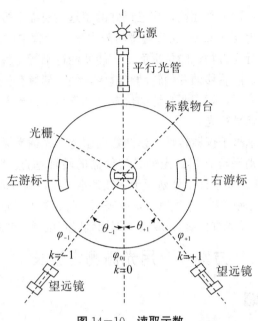

图 14-10　读取示数

5. 移动望远镜观察右侧一级像，令此时 $k = +1$，称为 +1 级像。当 +1 级像与分划板双十字线中竖线重合（绿色十字像已不在视场中），读出分光计读数圆盘的两个游标的示数，记录 +1 级像的终止角位置读数 φ_{+1} 及 φ'_{+1}，由式（14-2）或式（14-3）算出相应 +1 级像的衍射角 θ_{+1}。

6. 移动望远镜观察左侧一级像，令此时 $k = -1$，称为 -1 级像。同法测定并算出 -1 级像相应的衍射角 θ_{-1}。

7. 重复上述 4、5、6 的操作两次，将数据填入表 14-1 中。

8. 若时间允许，可选作观察并测量二级衍射角，方法与一级衍射角测量方法相同，记录表自行设计。

【数据记录和处理】

表 14-1　钠光一级像（$k = \pm 1$）测量记录表

光栅常数 $d =$

次数		$k = 0$	$k = 1$	$k = -1$	θ_{+1i}	θ_{-1i}	θ_{1i}	$\Delta\theta_{1i}$
1	左读数							
	右读数							
2	左读数							
	右读数							
3	左读数							
	右读数							
$\bar{\theta}_1$						$\Delta\theta_1$		
θ_1 的测量结果：								

1. 根据记录表中数据算出钠光一级像（$k=\pm1$）的衍射角的平均值 $\bar{\theta}_1$，由公式 $\bar{\lambda}=\frac{1}{k}(d\cdot\sin\theta_k)$ 算出光波波长平均值（近真值），与给定的钠光波长 $\lambda_{标}=589.3$ nm 相比较，求出相对误差。

2. 由式 $\bar{\lambda}=\frac{1}{k}(d\cdot\sin\theta_k)$ 可以看出，光波波长的测量是间接测量，直接测量的是角度。将光栅常数 d 看作定值，试用绪论中讲到的间接测量的误差处理方法通过衍射角的平均值、平均绝对误差计算波长的近真值、相对误差、绝对误差，写出波长的测量结果。想想这样算出的相对误差和第 1 步中得出的相对误差表达的含义有何不同。

3. 把钠光波长 $\lambda_{标}=589.3$ nm 当作已知量，本实验亦是通过角度测量实现微小长度（光栅常数 d）的间接测量的例子。根据式（14-1）算出光栅常数 d 的平均值（近真值），与给定的光栅常数值相比较，求出相对误差。

方案二　用三棱镜观察明线光谱

【实验内容与步骤】

1. 按分光计调整方法调整好分光计，将白炽灯光源置于平行光管的狭缝前，接通电源，调节光源与平行光管狭缝之间的距离，使望远镜中狭缝的像最亮。将三棱镜放于分光计载物平台上，使由平行光管出来射到棱镜侧面光的入射角约为 60°，且使望远镜与平行光管基本对称，如图 14-11 所示。转动望远镜，观察白炽灯产生的连续光谱。

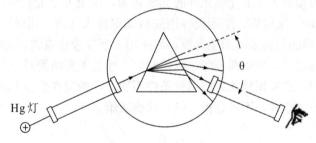

图 14-11　观察连续光谱

2. 绘制定标。将汞（Hg）光灯光源置于平行光管的狭缝前，接通电源使汞（Hg）光灯发光，转动望远镜观察 Hg 光谱，调节狭缝宽度，使光谱线精细清晰。

转动望远镜，使分划板双十字线的竖线分别与汞灯各谱线重合，依次测量汞光灯谱线中的红、黄（1）、黄（2）、绿、蓝、紫（1）、紫（2）、紫（3）的位置，分别记录每条谱线在左、右游标盘上的读数，将左、右读数取平均值作为某一谱线的位置（偏转角）读数，将所得数据记录在表 14-2 中。

以波长为纵坐标，位置（偏转角）为横坐标，根据表 14-2 中波长及所测结果，在坐标纸上绘出以 Hg 光谱为标准的定标曲线。

3. 测定未知元素的光谱。在保持上述仪器调节状态不变的条件下，换上未知光源（本实验为钠光灯），调节望远镜，使双十字线的竖线对准未知光源谱线，记录各谱线位置（偏转角）读数，从 Hg 光谱定标曲线上读出各偏转角对应的谱线波长，记录在表 14-3

中。根据表 14-3 和附表 14-1，判断未知元素的名称。

4. 观察吸收光谱。将高锰酸钾溶液装入试管，置于白炽灯光源和平行光管狭缝之间，在望远镜中观察吸收光谱，并绘出观察到的光谱图样。

【数据记录和处理】

表 14-2　汞（Hg）光谱谱线

汞光谱谱线波长 λ（nm）	412.4	579.1	577.0	546.1	491.6	435.8	404.7	365.0
$\Delta\theta_{左}$								
$\Delta\theta_{右}$								
平均 $\Delta\theta$								

表 14-3　钠（Na）光谱谱线

谱线颜色	$\Delta\theta_{左}$	$\Delta\theta_{右}$	平均 $\Delta\theta$	从定标曲线上查到的波长 λ（nm）
黄 1				
黄 2				

【注意事项】

1. 不得用手触摸分光计上光学元件的光学表面，取放光学元件时要小心，只允许接触基座或非光学表面。三棱镜、平面镜等用完后随即放入盒内，用时再取出，以免打碎。切忌用手握住望远镜的目镜来转动望远镜，而应用手握住望远镜的底支架来转动望远镜。

2. 在更换光源灯时，应切断电源，以防触电。注意不要频繁开、关光源灯。

3. 在本实验中，必须保持前后的实验条件不变，三棱镜在平台上的位置不得变动。

4. 汞灯的紫外线很强，不可直视，以免灼伤眼睛。

【思考题】

1. 光栅光谱与棱镜光谱有什么区别？

2. 不同实验组的定标曲线是否可以交换使用？为什么？

3. 为什么在测定未知元素光谱时，要保持分光计的调节状态不变？所谓的调节状态指的是什么？

（单位：nm）

元素	波长	颜色	元素	波长	颜色	元素	波长	颜色
He	706.5	红 1	Hg	412.4	红	H	656.3	红
	667.8	红 2		579.1	黄 1		486.1	绿
	587.6	黄		577.0	黄 2		434.0	紫 1
	504.8	绿 1		546.1	绿		410.2	紫 2
	501.6	绿 2		491.6	蓝	Na	589.0	黄 1

实验 15　旋光仪的使用

【实验目的】

1. 观察光的偏振现象和偏振光通过旋光物质后的旋光现象。
2. 熟悉旋光计的结构原理和使用方法，测定旋光液体（葡萄糖溶液）的旋光角和浓度。
3. 了解三荫板的作用。

【实验器材】

WXG-4 旋光仪、盛液管 3 支、不同浓度的葡萄糖溶液适量。

【实验原理】

当平面偏振光通过某些物质后，其振动面旋转了一定角度，这个现象称为旋光现象。振动面所旋转的角度，称为旋光角。具有旋光性的物质，称为旋光物质。

旋光物质按其使偏振光振动面旋转的方向，可分为左旋和右旋两类。观察者面对光的入射方向，若使光振动面沿逆时针方向旋转的物质，称为左旋物质；反之，则称为右旋物质。

对于一定波长的单色光，旋光物质使其振动面旋转的角度与物质的厚度成正比。若物质为溶液，则除了厚度外，还与溶液的浓度成正比。此外，旋转的角度，也与溶液的温度 t 以及光的波长 λ 有关。当温度一定，单色光通过溶液后，其旋光角由下式表示：

$$\varphi = [\alpha]_\lambda^t CL \tag{15-1}$$

式中 L 为溶液的厚度，单位为 dm；C 为溶液的浓度，单位为每毫升溶液中所含旋光物质的克数；$[\alpha]_\lambda^t$ 为该旋光物质的旋光率，它表示波长为 λ 的偏振光通过厚度为 1 个长度单位、浓度为 1 个浓度单位、温度为 t 的溶液时，振动面旋转的角度。由于通常是以百分浓度来表示溶液的浓度，上式又可写成：

$$\varphi = [\alpha]_D^t \frac{C}{100} \tag{15-2}$$

式中 D 表示钠光作为光源（$\lambda = 589.3\,nm$），t 为测定时的温度，C 为 100 mL 溶液中含有溶质的克数。

在医学、药学和制糖工业中常常利用式（15-1）或（15-2）来测定旋光性溶液的浓度。

一、比较法

若要测定某种待测溶液的浓度 C，应使用与待测溶液相同的溶质、溶剂，精确制备特定浓度 C_M 的"标准溶液"，在同波长、同温度下测出"标准溶液"的旋光角 φ_M 和待测溶液的旋光角 φ，则：

$$\varphi_M = [\alpha]_D^t \frac{C_M}{100} L_M$$

$$\varphi = [\alpha]_D^t \frac{C}{100} L$$

$$\frac{\varphi_M}{\varphi} = \frac{C_M L_M}{CL}$$

$$C = \frac{\varphi L_M}{\varphi_M L} C_M$$

当 $L_M = L$ 时：

$$C = \frac{\varphi}{\varphi_M} C_M \tag{15-3}$$

二、直接测定法

在能获得待测溶液的旋光率 $[\alpha]_D^t$ 的情况下，测出待测溶液在厚度为 L 时的旋光角 φ，由（15-2）即可计算浓度 C：

$$C = \frac{100\varphi}{[\alpha]_D^t L} \tag{15-4}$$

式中的 $[\alpha]_D^{20}$ 是温度 $t = 20\,℃$，所用光源为钠光（$\lambda = 589.3\,nm$）时的旋光率，其值可从相关手册中查到。如果实验中的温度不是 20 ℃，在要求不太高时可按温度每升高 1 ℃，旋光角约减少 0.3% 加以修正；对于要求较高的测定工作，最好在 20 ℃ ± 2 ℃ 条件下进行。一些常见物质的旋光率 $[\alpha]_D^{20}$ 见表 15-1。

表 15-1 一些常见物质的旋光率 $[\alpha]_D^{20}$

单位：（度·毫升）/（克·分米）

旋光物质	$[\alpha]_D^{20}$	旋光物质	$[\alpha]_D^{20}$
乳糖	+52.2～+52.5	维生素 C	+21～+22
葡萄糖	+52.5～+53.0	氯霉素	-17～+20
蔗糖	+65.9	红霉素	-70～-78
樟脑	+41～+48（醇溶液）	盐酸四环素	-240～-258

续表15－1

旋光物质	$[\alpha]_D^{20}$	旋光物质	$[\alpha]_D^{20}$
山道年	$-170\sim-175$（醇溶液）	肾上腺素	$-50.00\sim+53.59$（25 ℃）
桂皮油	$-1\sim+1$	单硫酸卡那霉素	$+116\sim+123$
蓖麻油	$+50$ 以上	盐酸左旋咪唑	$-120\sim-127$
薄荷脑	$-49\sim-50$		

【仪器简介】

测定旋光角的仪器叫做旋光仪，其光学系统如图 15－1 所示。

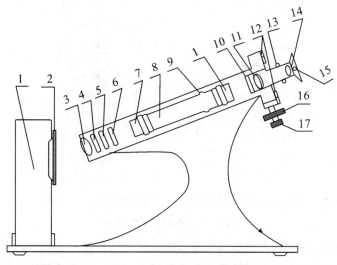

1－钠光灯　2－毛玻璃　3－聚光灯　4－滤色镜　5－起偏器　6－三荫板　7－试管端螺帽
8－试管　9－试管凸起　10－检偏镜　11－物镜　12－刻度盘　13－望远镜调焦旋钮　14－目镜
15－读数放大镜　16－细调旋钮　17－度盘调节手轮（粗调旋钮）
图 15－1　旋光仪结构示意图

钠光源射出的光线，通过毛玻璃、聚光镜、滤色镜成为单色平行光，经起偏镜后成为平面偏振光，在三荫板处产生三分视场，通过检偏镜及物、目镜组可以观察到如图 15－2 所示的四种视场。转动检偏镜，当在均匀视场时，视场中的两条分界线消失，在零度视场时，视场还较暗。当放入装有被测溶液的试管后，由于溶液具有旋光性，使平面偏振光旋转了一个角度，零度视场便发生了变化，如图 15－2(a)、15－2(c)所示。如果将检偏镜亦跟随转动相同的角度，能再次出现亮度一致的视场。显然，检偏镜转动的这个角度就是溶液的旋光角，它的数值可通过放大镜从与检偏镜同步转动的刻度盘上读出。

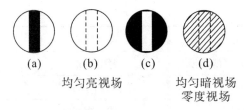

(a)　(b)　(c)　(d)
均匀亮视场　　　均匀暗视场
　　　　　　　　零度视场

图 15-2　四种视场

仪器读数系统的刻度盘采用双游标读数，以消除度盘偏心差。度盘分 360 格和 720 格两种。其中分 360 格的每格为 1°，游标分为 20 格，则最小可直接读到 0.05°；分 720 格的每格为 0.5°，游标分为 25 格，则最小可直接读到 0.02°。图 15-3 是两种不同精度的弧游标读数示例。

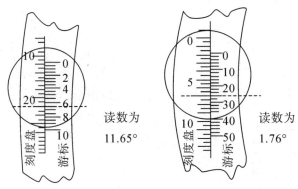

读数为 11.65°　　　　读数为 1.76°

精度为 0.05°的弧游标　　　精度为 0.02°的弧游标

图 15-3　弧游标读数示例

三荫板的作用是使实验者能准确判断检偏镜跟进的角度是否到位，因为以视场亮度是否复原作为判断标准，由于人眼的特性会产生较大误差。三荫板是用一片条形石英片安置在一圆形玻璃片中央的透光片，如图 15-4 所示。当偏振光通过三荫板时，透过玻璃片的部分振动方向保持不变，而透过石英片的部分，由于石英的旋光作用使振动方向旋转了某个角度，因此，通过三荫板的偏振光就变成振动方向不同（夹角 β）的两部分，这时若把检偏器调整到使左右部分的偏振光完全透过的位置，则中间部分的偏振光只能部分透过，视场呈现出左、右部分亮，中间部分暗的情形，如图 15-2(a) 所示，即呈现有两条明显分界线的"三分视场"；反之，若把检偏器转到使中间部分的偏振光完全透过的位置时，则呈现视场中间部分亮，左、右部分暗的"三分视场"，如图 15-2(c) 所示；当检偏器偏振化方向在 β 角的分角线 M_1M_2 上时，如图 15-5 所示，将看到三部分明亮程度相同的"均匀亮视场"，如图 15-2(b) 所示，两条分界线消失；显然，根据马吕斯定律，若把检偏器偏振化方向转到与 β 角的分角线 M_1M_2 垂直的 N_1N_2 方向上，如图 15-5 所示，也会呈现均匀视场，分界线也将消失，且比图 15-2(b) 所示的"均匀亮视场"要暗，是"均匀暗视场"，如图 15-2(d) 所示。由于人眼对于视场中分界线是否消失的判断比对视场中亮度是否复原的判断要灵敏得多，且对暗视场中分界线是否消失的判断比对亮视场中分界线是否消失的判断也要灵敏得多，所以通常把"均匀暗视场"作为判断标准，定为"零视场"。

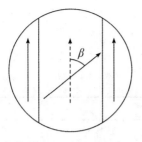

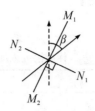

图 15-4　三荫板　　　　图 15-5　均匀视场时检偏器的两种位置

有些仪器不采用三荫式，而采用所谓半荫式，其原理与三荫式完全相同，只不过比较的是左右两半圆之间界线消失的情况。

【实验内容与步骤】

1. 将仪器接上交流电源，开启电源开关，约 5 分钟后钠光灯发光正常，就可开始工作。

2. 检查仪器零位是否准确。即未放入装有旋光溶液试管的时候，将刻度盘调到 0.00°，观察零度视场亮度是不是"均匀暗视场"，如不是，说明有零位误差，记录读数，以便在其后尺示数中减去或加上。调节方法是：转动度盘调节手轮，使视场亮度为均匀暗视场，从左右两游标窗中读取零位读数，记为 $\varphi_{标准L}$ 与 $\varphi_{标准R}$，填入表 15-2 中。

3. 给试管注满待测液，装上橡皮圈，旋上螺帽，直至不漏溶液为止（螺帽不宜旋得太紧，否则护片玻璃会引起应力，发生形变，影响测量结果）。然后将试管两头残余溶液擦干后放入旋光仪（注意：气泡不要挡在光路中，将其置于试管凸起处，凸起一端朝上放置）。

4. 测定旋光角：由于待测液的旋光作用，视场变成了不均匀视场，转动度盘调节手轮，使视场重新恢复为"均匀暗视场"，再从刻度盘上读数，读数为正的是右旋物质，读数为负的是左旋物质，采用双游标读数法可按下列公式求得结果：

$$\varphi = \frac{1}{2}\big[(\varphi_{待测L} - \varphi_{零L}) + (\varphi_{待测R} - \varphi_{零R})\big] \qquad (15-5)$$

并且修正该待测液的旋光率。把以上得到的数据一并填入表 15-2 中。

改换不同浓度的葡萄糖溶液和标准浓度的溶液。本实验采用 A、B 两支试管分别装不同浓度的葡萄糖溶液，M 管装标准浓度的溶液。可换用不同长度的盛液管，重复上述实验，把得到的数据填入自拟表格中。

【注意事项】

1. 试管轻拿轻放，小心打碎。
2. 读数时，只能同一方向转动度盘手轮读取，而不能来回转动，以防止回程误差。

【数据记录与处理】

表 15-2　数据记录表

待测液名称：＿＿＿＿＿＿＿＿　　　标准溶液浓度：＿＿＿＿＿＿＿＿

	φ_R		φ_R
零点读数			
	$\varphi_{待测L}$	$\varphi_{待测R}$	$\varphi=\dfrac{1}{2}\left[(\varphi_{待测L}-\varphi_{零L})+(\varphi_{待测R}-\varphi_{零R})\right]$
A			
B			
M			
旋光率：		管长：	

1. 根据表 15-2 用直接测量法求未知溶液的浓度。
2. 根据表 15-2 用比较法求未知溶液的浓度。

【思考题】

1. 旋光角的大小和哪些因素有关？
2. 研究一下仪器的读数系统，是怎样读数的？为什么要有两个读数窗？只有一个窗口的读数是否可以？
3. 怎样知道检偏器的偏振化方向处在图 15-5 中的 M_1M_2 位置还是处在 N_1N_2 位置？

实验 16　氢原子光谱

【实验目的】

1. 测定氢原子巴尔末系发射光谱的波长。
2. 了解氢原子能级与光谱的关系。
3. 掌握光栅光谱仪的原理。
4. 学会使用光栅光谱仪进行光谱分析。
5. 学会使用计算机处理实验数据。

【实验仪器】

WGD—8A 型组合式多功能光栅光谱仪、打印机。

【实验原理】

研究元素的原子光谱，可以了解原子的内部结构，认识原子内部电子的运动，并导致电子自旋的发现。原子光谱的观测，为量子理论的建立提供了坚实的实验基础。1885 年巴尔末（J. J. Balmer）根据人们的观测数据，总结出了氢光谱线的经验公式。1913 年 2 月，玻尔（N. Bohr）得知巴尔末公式后，3 月 6 日寄出了氢原子理论的第一篇文章，他说："我一看到巴尔末公式，整个问题对我来说就清楚了。"1925 年，海森伯（W. Heisenberg）提出的量子力学理论，更是建构在原子光谱的测量基础之上的。现在，原子光谱的观测研究，仍然是研究原子结构的重要方法之一。

一、氢原子光谱

根据玻尔的氢原子理论，氢原子的能级公式为：

$$E_n = -\frac{2\pi^2 m_e e^4}{(4\pi\varepsilon_0)^2 n^2 h^2} \quad (n = 1, 2, 3, \cdots) \tag{16-1}$$

其中 m_e 为电子的质量（此处认为原子核的质量远大于电子的质量）。氢原子体系可以处于 E_1、E_2、E_3 等状态。电子从较高能级 E_n 跃迁到较低能级 E_m 时，发射的光子能量 $h\nu$ 为两能级之间的能量差，即：

$$h\nu = E_n - E_m \quad (n > m) \tag{16-2}$$

式（16-2）中 ν 为发射光子频率，若以波数 $\tilde{\nu} = 1/\lambda$ 表示，λ 为光波波长，则式（16-2）可表示为：

$$\tilde{\nu} = \frac{E_n - E_m}{hc} = \frac{2\pi^2 m_e e^4}{(4\pi\varepsilon_0)^2 h^3 c}\left(\frac{1}{m^2} - \frac{1}{n^2}\right) \tag{16-3}$$

定义 $R_H = \frac{2\pi^2 m_e e^4}{(4\pi\varepsilon_0)^2 h^3 c}$ 为里德伯常量，则得：

$$\tilde{\nu} = R_H\left(\frac{1}{m^2} - \frac{1}{n^2}\right) \tag{16-4}$$

代入普朗克常数 $h = 4.135\,67 \times 10^{-15} eV \cdot s$ 和真空中光速 $c = 2.997\,92 \times 10^8\, m \cdot s^{-1}$，得到里德伯常数 $R_H = 1.096\,78 \times 10^7\, m^{-1}$。当 $m = 2$，$n = 3$，4，5，…时，发射的光子波长位于可见光范围内，其光谱规律符合：

$$\tilde{\nu} = R_H\left(\frac{1}{2^2} - \frac{1}{n^2}\right) \quad (n = 3, 4, 5, \cdots) \tag{16-5}$$

这是 1895 年巴尔末根据实验发现并总结的经验规律，称为巴尔末系。

另外，氢光谱还有其他线系，$m = 1$ 对应的线系称为莱曼系，位于紫外区；$m = 3$ 对应的线系称为帕邢系等，位于红外区。我们测量巴尔末线系的前几条谱线的波长，并寻找各谱线相对强度、波长间隔等分布规律，以此来验证玻尔氢原子理论，得出氢原子的能级分布。

巴尔末线系的前几条谱线分别称为 H_α 线、H_β 线、H_γ 线、H_δ 线，其颜色、波长分别为：

H_α 线　红色　　656.210 nm

H_β 线　深绿色　486.074 nm

H_γ 线　青色　　434.010 nm

H_δ 线　紫色　　410.120 nm

氢原子的能级分布图如图 16-1 所示。

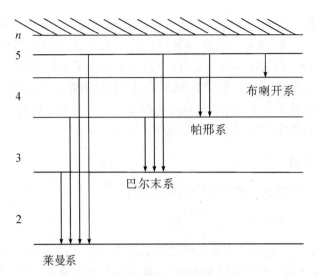

图 16-1 氢原子的能级分布

氢原子光谱的特征谱：

赖曼系（紫外部分）：

$$\frac{1}{\lambda} = R_H\left(\frac{1}{1^2} - \frac{1}{n^2}\right),$$

$n = 2, 3, 4, \cdots$

巴尔末系（可见光部分）：

$$\frac{1}{\lambda} = R_H\left(\frac{1}{2^2} - \frac{1}{n^2}\right),$$

$n = 3, 4, 5, \cdots$

帕邢系（红外部分）：

$$\frac{1}{\lambda} = R_H\left(\frac{1}{3^2} - \frac{1}{n^2}\right),$$

$n = 4, 5, 6, \cdots$

布喇开系：

$$\frac{1}{\lambda} = R_H\left(\frac{1}{4^2} - \frac{1}{n^2}\right),$$

$n = 5, 6, 7, \cdots$

蓬得系：

$$\frac{1}{\lambda} = R_H\left(\frac{1}{5^2} - \frac{1}{n^2}\right), \quad n = 6, 7, 8, \cdots$$

汉弗莱斯系：

$$\frac{1}{\lambda} = R_H\left(\frac{1}{6^2} - \frac{1}{n^2}\right), \quad n = 7, 8, 9, \cdots$$

二、光栅分光原理

单色仪是一种分光仪器，它通过色散元件的分光作用，把一束复色光分解成它的"单色"组成，可以输出一系列独立的、光谱区间足够狭窄的单色光，应用于单色光的产生、光谱分析和光谱特征性测量等方面。单色仪有多种，按其采用色散元件的不同，可以分为棱镜单色仪和光栅单色仪两大类。光栅又可分为透射光栅和反射光栅。组合式多功能光栅光谱仪采用平面反射光栅作为色散元件。

光栅的色散原理可以借助我们熟悉的透射光栅来理解，如图 16－2 所示，光栅方程为：

$$d\sin\theta = k\lambda$$

式中 d 为光栅常数，θ 为衍射角，k 为衍射级数，λ 为入射光波长。

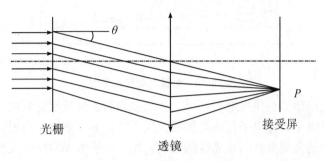

图 16－2　透射光栅分光原理图

若用平行复色光入射，由于各波长不相同，对同一级衍射光（k 相同）各衍射角也不相同。故同一级衍射光谱中，波长不同的光线落在屏上的不同位置，此即光栅分光原理。

同一级光谱中，不同波长的光分别落在屏上的不同点，若将接收器沿接收屏扫描，可分别测得谱线的位置及相对能量，将谱线位置与标准谱线对照，即可确定该谱线的波长。反之，若将接收器固定于接收屏上的某一点，转动平面光栅，从而改变入射角与衍射角，即可使不同波长的谱线依次经过接收器，根据转过的角度来与标准谱线对照，从而确定谱线的波长，此即 WGD－8A 型组合式多功能光栅光谱仪的工作原理。

【仪器简介】

一、WGD－8A 型组合式多功能光栅光谱仪

该光谱仪由光栅单色仪、接收器件、A/D 转换单元、操作软件、计算机等组成。该设备集光学、精密机械、电子学、计算机技术于一体。光学系统的入射狭缝、出射狭缝均为直狭缝，宽度范围 0～2 mm 连续可调，顺时针旋转为狭缝宽度加大，反之减小，每旋转一周狭缝宽度变化 0.5 mm。光源发出的光束进入入射狭缝 S_1，S_1 位于反射式准光镜 M_2 的焦面上，通过 S_1 射入的光束经 M_2 反射成平行光束投向平面光栅 G 上，衍射后的平行光束经物镜 M_3 成像在 S_2 上或 S_3 上。

图 16－3 为 WGD－8A 型组合式多功能光栅光谱仪光路图。

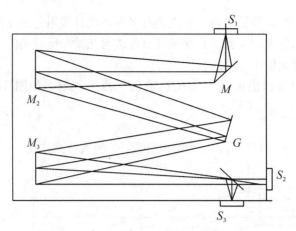

图 16－3　光栅光谱仪光路图

　　电控箱给光电倍增管提供负电压，射入光电倍增管的光线照射到内部金属板上并形成光电效应，产生光电子，光电子在负高压的作用下被加速至阳极，形成较强的光电流，从而可以根据光电流的强弱来判断该光线的强弱。图 16－4 为 WGD－8A 型组合式多功能光栅光谱仪电控箱的正视图。

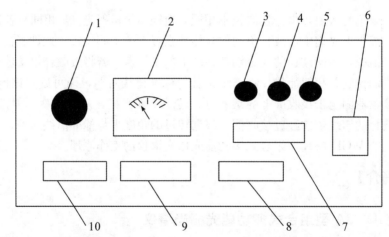

1－负高压调节旋钮　2－负高压指示表　3－USB 接口指示灯　4－工作指示灯
5－通讯指示灯　6－电源开关　7－USB 接口　8－CCD 电缆接口　9－单色仪电缆接口
10－光电倍增管电缆接口

图 16－4　WGD－8A 型组合式多功能光栅光谱仪电控箱的正视图

二、氢灯

　　氢灯的工作电压为 4 000 V 左右，可观测到的氢光谱为 410.17 nm、434.05 nm、486.13 nm、656.28 nm。

【实验内容与步骤】

一、准备

（1）连接线路。接通电源前，认真检查接线是否正确，并打开电控箱、电脑显示器、打印机等各外设电源开关。线路连接如图 16−5 所示。

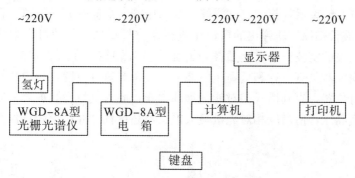

图 16−5　实验线路连接方框图

（2）启动软件。打开电脑，从开始菜单或桌面上执行"WGD−8A 倍增管系统"之后系统进行初始化，初始化需要几分钟的时间，请耐心等待。之后，显示工作界面，如图 16−6 所示。

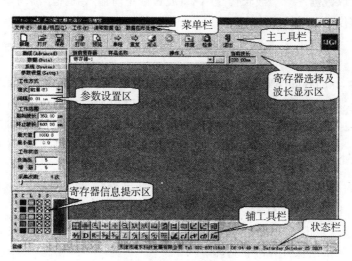

图 16−6　工作界面图

二、调节

（1）入射狭缝宽度调至 0.5 mm 左右。注意：狭缝宽度调节螺栓顺时针旋转，宽度增大；逆时针旋转，宽度减小。每旋转一周，缝宽变化 0.5 mm。狭缝极易受损变形，为延长使用寿命，调节时一定要轻，缝宽最大不超过 2 mm。光电倍增管接收狭缝调至 0.15 mm 左右（已调好）。氢灯正对入射狭缝中央放置。

（2）电控箱负高压调至 500 V，一般不超过 600 V。

（3）将"参数设置区"（如图 16−6 所示）中的"工作范围"锁定在起始波长 650.00 nm 和终止波长 660.00 nm 范围之内，"工作方式"中"模式"为能量，间隔 0.01 nm，"增益"置于 5。最后，点亮氢灯。

（4）点击下拉菜单"工作"→"单程扫描"，扫描波长在 650.00 nm 和 660.00 nm 之间的谱线。扫描结束后，先后对所得图像进行"平滑""寻峰"处理。"平滑"：点击下拉菜单"数据图形处理"→"平滑"；"寻峰"：点击下拉菜单"读取数据"→"寻峰"→"自动寻峰"。寻峰结束后，将"自动寻峰"窗口中峰值对应的波长值填入到点击下拉菜单"工作"→"定波长扫描"所弹出的窗口中进行定波长扫描，时间可设为 20 s，确定后将弹出检轴为时间轴的定波长相对能量图，开始定波长扫描。在所设定的 20 s 的定波长扫描时间内，要完成对氢灯位置和负高压的调节。先调节氢灯位置：一边观察扫描图线，一边适当调整氢灯位置，直到谱线相对能量最高为止，此时氢灯光线最大限度地射入光栅光谱仪，再调节负高压，使谱线相对能量最大但又不超量程，此时谱线将最大限度地充满工作区域。

三、标定

为了提高测量的准确度，光谱仪在使用时必须进行标定。再次单程扫描波长在 650.00 nm 和 660.00 nm 之间的谱线，之后分别对谱线进行平滑和寻峰，得到"自动寻峰"窗口中磅值对应的波长值，用谱线精确值 656.21 减去该波长值得到波长修正值。点击下拉菜单"读取数据"→"波长修正"，将波长修正值输入到弹出的窗口中后点击确定，完成对光栅光谱仪的波长标定。

四、测量

测量波长在 400.00 nm 到 660.00 nm 之间的所有谱线。点击下拉菜单"工作"→"波长检索"，将波长检索到 400.00 nm 处，"参数设置区"起始波长为 400.00 nm，终止波长为 660.00 nm，其他参数不变，最后进行"单程扫描"。结束后进行数据保存。

五、谱线处理

1. 寻峰：点击下拉菜单"读取数据"→"自动寻峰"，最小峰高根据实际情况确定，一般可设为 10，检峰结束后保存。

2. 修改信息：点击下拉菜单"数据图形处理"，修改信息，填入有关实验信息如测量样品、操作人等。最后保存并准备打印。

3. 打印：点击下拉菜单"文件"打印设置，设置好打印机名称、纸张大小，方向改为横向，点击"预览"，打印模式选择图像及峰谷，确定后预览。注意要有相关峰值数据，如图 16−7 所示，满意后方可进行打印。

4. 将负高压调至零，退出软件，正确关闭计算机，关闭各外设电源，实验操作结束。

【数据记录与处理】

根据测得的四条谱线的波长，分别求出里德伯常量，并取平均值。再与玻尔理论中的里德伯常量进行比较。自行设计数据表格，并将数据填入其中。

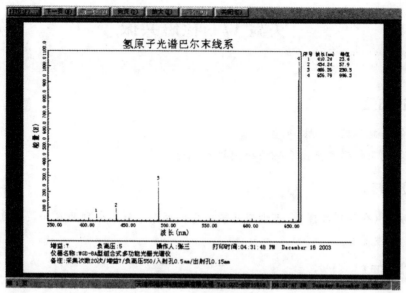

图 16—7　图像预览

【注意事项】

1. 光电倍增管不宜受强光照射（会引起雪崩效应），因此测量时不要使入射光太强。

2. 由于氢灯的电压很高（4 000 V 左右），在使用过程中不要轻易触摸。

3. 为了保证测量仪器的安全，在测量中不要任意切换光电倍增管和 CCD；入射狭缝的调节范围在 2 mm 内，若入射狭缝已经关闭就不要再逆时针旋动螺栓，以免损坏狭缝。

4. 测量光谱时，可适当移动光源位置以使谱线强度加强。

5. 若调节入射狭缝的大小及光源位置，谱线强度仍然很弱（特别是 H_γ 及 H_δ 线），可以改变系统的曝光参数。在停止实时采集的情况下，用鼠标点击"设置"，在弹出的下拉菜单中选择"参数设置"，在参数设置窗口中设定系统参数。通过增加"平均次数"和"采集次数"，可以使谱线加强（但背景噪声同时加强）。

6. 若谱线强度过强，检峰时将无法检测到该峰值，必须减少入射狭缝的宽度或适当移动光源位置以使谱线强度减低。

【思考题】

1. 请结合得到的四条氢谱线，总结氢光谱的巴尔末系按波长分布规律，并结合玻尔理论解释原因。

2. 用该光栅光谱仪测量钠元素的吸收光谱，该如何设计实验？写出实验需要的设备，简要说明如何操作，并思考得到的图像应该如何。

实验 17　核磁共振

【实验目的】

1. 了解核磁共振的基本原理。
2. 学习利用核磁共振校准磁场和测量 g 因子。

【实验器材】

永久磁铁（含扫场线圈）、可调变压器、探头两个（样品分别为水和聚四氟乙烯）、数字频率计、示波器。

【实验原理】

泡利（Pauli）在 1924 年研究原子光谱的超精细结构时，首先提出了原子具有核磁矩的概念。1938 年拉比（Rabi）等人在原子束实验中首次观察到核磁共振现象。但在宏观物体中观察到核磁共振却是 1946 年的事情——珀塞尔（E. M. Purcell）和布洛赫（F. Bloch）所领导的两个小组，在几乎相同的时间里，各自独立地发现在物质的一般状态中的核磁共振现象，他们为此共同分享了 1952 年诺贝尔物理学奖。核磁共振在物理、化学、生物、医学等学科领域应用非常广泛，例如利用核磁共振成像原理采集人体内各处的核磁共振信号，这些信号经过计算机处理后用二维或三维的图像显示出来。将病态的图像和正常的图像进行比较就可以判断人体的病变，并且这种方法对人体无害。此外核磁共振也是精确测量磁场和稳定磁场的重要方法之一，它是一种利用原子核在磁场中的能量变化来获得关于核的信息的技术，其实质是用一定频率的电磁波作用于外磁场中核能级分裂的自旋磁矩不为零的原子核，分裂后的核能级发生共振跃迁。从实验方法上看，核磁共振可分成稳态和非稳态两大类，主要区别在于前者所加的交变磁场为连续波，实验设备简单，容易观察到共振信号；后者所加的交变磁场为射频脉冲，检测到的频谱十分丰富，有利于实验手段的自动化。

一、核磁共振现象

核磁共振是一种外加磁场和原子核磁矩之间发生的共振现象。原子核具有磁矩，它们的磁矩来自核的自旋（核绕自身轴的旋转）。这种原子核存在的磁矩在空间中的取向是量子化的而不是任意的，定义核磁矩为：

$$\boldsymbol{\mu}_I = \frac{e}{2m_p} g_N \boldsymbol{P}_I \qquad (17-1)$$

g_N 称为核的朗德因子，因原子核不同而有差异。例如：质子 $g_N = 5.585\,691$，中子 $g_N = -3.826\,2$，中子 g_N 是负值，表示它的磁矩与自旋角动量 $\boldsymbol{P}_I$ 方向相反。电中性的中子也有磁矩，表明中子存在内部结构，内部有一定的电荷分布。各种由质子和中子组成的核的

g_N 都有特定的值，这些值目前还无法通过计算得到，只能由实验测定。m_P 是质子的质量，由于质子的质量比电子大 1 836 倍，因此原子核磁矩比原子中的电子磁矩要小得多，所以有时可将原子中的电子的总磁矩看成是原子的总磁矩。

　　通常原子磁矩的单位用玻尔兹子 μ_B 表示，核磁矩的单位用核磁子 μ_N 表示，在 SI 单位制中：

$$\mu_B = \frac{e\hbar}{2m_e} = 9.274\ 078 \times 10^{-24}\,\mathrm{J \cdot T^{-1}}$$

$$\mu_N = \frac{e\hbar}{2m_p} = 5.050\ 824 \times 10^{-27}\,\mathrm{J \cdot T^{-1}}$$

式中 $\hbar = \dfrac{h}{2\pi}$，h 为普朗克常数。原子中电子和原子核的磁矩可分别写成：

$$\boldsymbol{\mu}_j = \frac{1}{\hbar} g\mu_B \boldsymbol{P}_j$$

$$\boldsymbol{\mu}_I = \frac{1}{\hbar} g_N \mu_N \boldsymbol{P}_I$$

　　若将具有磁矩 $\boldsymbol{\mu}_I$ 的核置于稳定磁场 $\boldsymbol{B}_0$ 中，会受到磁力矩的作用，如图 $17-1$（a）所示，其磁力矩大小为：

$$\boldsymbol{L} = \boldsymbol{\mu}_I \times \boldsymbol{B}_0 = \frac{\mathrm{d}\boldsymbol{P}_I}{\mathrm{d}t} \tag{17-2}$$

此力矩迫使原子核的角动量 $\boldsymbol{P}_I$ 改变方向。若从图 $17-1$(a)自上向下看，我们将看到 $\boldsymbol{P}_I$ 的端点在作圆周运动，如图 $17-1$(b)所示，因为，在磁场 $\boldsymbol{B}_0$ 中的运动方程为：

$$\frac{\mathrm{d}\boldsymbol{\mu}_I}{\mathrm{d}t} = \boldsymbol{\mu}_I \times \gamma\boldsymbol{B}_0 \tag{17-3}$$

其中 γ 为旋磁比。此式表示磁矩 $\boldsymbol{\mu}_I$ 绕 $\boldsymbol{B}_0$ 作拉莫尔进动，进动角频率 ω_0 为：

$$\omega_0 = \frac{\mu_I}{P_I}B_0 = \gamma B_0 \tag{17-4}$$

与 $\boldsymbol{B}_0$ 之间的作用能为：

$$E = -\boldsymbol{\mu}_I \cdot \boldsymbol{B}_0 = \mu_I B_0 \cos\theta \tag{17-5}$$

θ 为 $\boldsymbol{\mu}_I$ 与 $\boldsymbol{B}_0$ 之间的夹角。

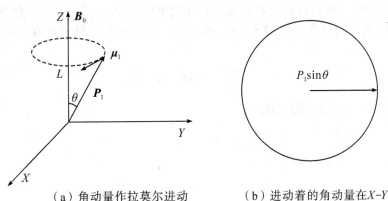

（a）角动量作拉莫尔进动　　　（b）进动着的角动量在 X-Y
平面上的投影

图 17-1　磁转矩对角动量的作用

如果这时再在垂直于 B_0 的平面内附加一个角频率大小和方向与磁矩转动的角频率大小和方向相同的弱旋转磁场 B_1，如图 17-2 所示，此时磁矩 μ_I 除受 B_0 作用以外还受到旋转磁场 B_1 的影响，由于 B_1 的角频率 $\omega = \omega_0$，即 B_1 与 μ_I 的相对方向保持固定，则 B_1 对 μ_I 的作用也是以一个稳恒磁场的形式出现的，如前所述，它也将导致 μ_I 绕 B_1 进动。两个磁场作用的综合效果使 μ_I 原来绕 B_0 进动的夹角 θ 发生改变。由式（17-5）可知，θ 增大，说明粒子吸收了 B_1 的能量，它在磁场中的势能增加，这就是核磁共振现象。

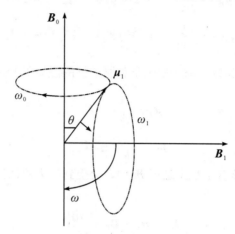

图 17-2 两磁场同时作用时 θ 角增大

二、核磁共振的宏观理论

（一）磁化强度矢量

为描述系统的宏观特性，我们引入磁化强度矢量。它的定义是在单位体积内核磁矩 μ_I 的矢量和，如图 17-3 所示，用 M 表示：

$$M = \sum \mu_I$$

可以看出，由于各核磁矩在绕 B_0 进动时，其初始相位是随机分布的，所以其磁化矢量 M 只出现纵向分量，即 $M = M_Z$，横向分量相互抵消，故 $M_{XY} = 0$。然而，如果在与 B_0 相垂直的 $X-Y$ 平面内存在旋转磁场 B_1，各核磁矩将同时绕 B_1 作进动，结果使 M 离开 Z 轴从而出现了 M 的横向分量，即 $M_{XY} \neq 0$，如图 17-3(b) 所示。M 在磁场作用下的运动方程为：

$$\frac{\mathrm{d}M}{\mathrm{d}t} = \gamma M \times B_0 \tag{17-6}$$

即 M 以频率 $\omega_0 = \gamma B_0$ 绕外磁场进动。

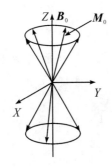

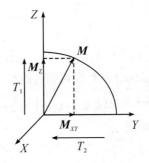

（a）M 处于平衡态　　　　　　（b）M 偏离平衡态

图 17-3　自旋为 1/2 的核磁矩系统的矢量和

（二）弛豫现象

由于分子热运动，去掉 B_1 后，M_Z、M_X、M_Y 将以下列规律变化：

$$\frac{\mathrm{d}M_Z}{\mathrm{d}t}=-\frac{M_Z-M_0}{T_1} \tag{17-7}$$

$$\frac{\mathrm{d}M_{XY}}{\mathrm{d}t}=-\frac{M_{XY}}{T_2} \tag{17-8}$$

其中 T_1 描述磁化强度纵向分量 M_Z 恢复过程的时间常数，因此称为纵向弛豫时间，它的微观机制是由于核自旋与晶格（即周围介质）交换能量引起的。T_2 是描述磁化强度横向分量 M_{XY} 消失过程的时间常数，这一过程中系统的能量不改变，只是使各 μ_1 绕 B_0 进动的相位发生混乱。

在凝聚态系统中，热平衡时，相邻能级上粒子数遵从玻尔兹曼分布，即：

$$\frac{N_{10}}{N_{20}}=\exp\left(\frac{-\Delta E}{kT}\right)$$

式中 N_{10} 表示上能级粒子数，N_{20} 表示下能级粒子数，k 为玻尔兹曼常数，T 为晶格的绝对温度，$\Delta E=\hbar\omega$。在通常磁场下，由于核磁矩很小，因此 ΔE 很小，室温时，$\Delta E\ll kT$，N_{10} 略小于 N_{20}。核磁共振时，因为受激发射与受激吸收的跃迁几率相等，吸收信号的强弱与上、下能级粒子数之差 N_2-N_1 有关。因为 N_1 与 N_2 之间的差数是很小的（对 ^{1}H 约为 7×10^{-6}），吸收信号的强弱还与核自旋系统的弛豫过程有关。弛豫时间，反映系统由非平衡态趋向热平衡速度的快慢。核自旋系统恢复到热平衡态时，上下两能级粒子数 N_1、N_2 之间的关系为：

$$\frac{N_1}{N_2}=\exp\left(\frac{-\Delta E}{kT_{\mathrm{S}}}\right)$$

由此式所确定的自旋体系的温度 T_{S} 最终与晶格的温度 T 相等。在自旋系统中还存在另一种自旋-自旋弛豫过程，称为自旋-自旋相互作用，它不改变自旋粒子体系各能级上粒子数，即不改变自旋系统的总能量。实际的磁共振，上述共振吸收和弛豫过程同时进行。通过共振吸收，粒子数偏离平衡态分布，另一方面又通过弛豫回到热平衡态，当这两个过程达到动态平衡时，出现稳定的吸收信号，称为稳态核磁共振吸收谱。

（三）布洛赫方程及稳态解

上面分别分析了磁场和弛豫过程对磁化强度矢量 M 的作用，得到运动方程式：

$$\frac{\mathrm{d}\boldsymbol{M}}{\mathrm{d}t} = \gamma \boldsymbol{M} \times \boldsymbol{B}_0$$

将此式与式（17-7）、（17-8）合并，并考虑到 $X-Y$ 平面内旋转磁场的存在，$\boldsymbol{B}_1 = \boldsymbol{B}_1(\boldsymbol{i}\cos\omega t - \boldsymbol{j}\sin\omega t)$，即得到著名的布洛赫方程：

$$\begin{cases} \dfrac{\mathrm{d}M_X}{\mathrm{d}t} = \gamma(M_Y B_0 + M_Z B_1 \sin\omega t) - \dfrac{M_X}{T} \\[2mm] \dfrac{\mathrm{d}M_Y}{\mathrm{d}t} = \gamma(M_Z B_1 \cos\omega t - M_X B_0) - \dfrac{M_Y}{T_2} \\[2mm] \dfrac{\mathrm{d}M_Z}{\mathrm{d}t} = \gamma(-M_X B_1 \sin\omega t - M_Y B_1 \cos\omega t) - \dfrac{M_Z - M_0}{T_1} \end{cases} \quad (17-9)$$

在某些特殊情况下解上述方程式，可以解释某些核磁共振现象。

下面进一步讨论我们感兴趣的某些形式的解。为便于分析，我们引入新的旋转坐标系如图 17-4 所示，则式（17-9）式可以简化。新坐标（u，v，z）即其 z 轴与静止坐标系的 Z 轴重合，而 u 与 v 轴则以角速度绕 z 轴转动。在新的坐标系中，$\boldsymbol{B}_1$ 是静止的，这样，式（17-9）变为：

$$\begin{cases} \dfrac{\mathrm{d}u}{\mathrm{d}t} = -\dfrac{u}{T_2} - (\omega_0 - \omega) \\[2mm] \dfrac{\mathrm{d}v}{\mathrm{d}t} = -\dfrac{v}{T_2} + (\omega_0 - \omega)u - \gamma B_1 M_Z \\[2mm] \dfrac{\mathrm{d}M_Z}{\mathrm{d}t} = \dfrac{M_0 - M_Z}{T_1} + \gamma B_1 v \end{cases} \quad (17-10)$$

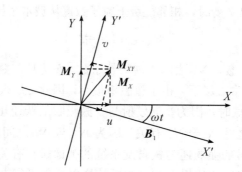

图 17-4　$\boldsymbol{M}_{XY}$ 在两种坐标系的转换关系

用通常的方法严格地解这个方程是困难的，一般要根据实验条件进行简化。例如观察连续波磁共振时，往往利用扫场或扫频的方法。如果磁场或频率变化十分缓慢，可以认为 u、v、M_Z 不随时间变化。则可得到布洛赫方程的稳态解：

$$\begin{cases} u = \dfrac{\gamma B_1 T_2^2(\omega_0 - \omega)}{1 + T_2^2(\omega_0 - \omega)^2 + \gamma^2 B_1^2 T_1 T_2} M_0 \\[3mm] v = \dfrac{\gamma B_1 T_2}{1 + T_2^2(\omega_0 - \omega)^2 + \gamma^2 B_1^2 T_1 T_2} M_0 \\[3mm] M_Z = \dfrac{1 + T_2^2(\omega_0 - \omega)}{1 + T_2^2(\omega_0 - \omega)^2 + \gamma^2 B_1^2 T_1 T_2} M_0 \end{cases} \quad (17-11)$$

根据上式画出的 u 和 v 的图形如图 17-5 所示，类似于光学中的色散与吸收曲线，此

处称 u 为色散信号，v 为吸收信号。曲线表明了 u 与 v 和频率的关系。

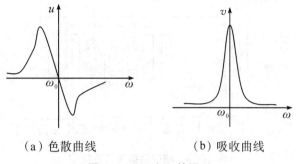

（a）色散曲线　　　　　　（b）吸收曲线

图 17-5　u 和 v 的图形

（四）对结果的分析

由上面得到的稳态解和从图 17-5 可看出，稳态解的吸收信号有几个我们实验中感兴趣的重要特点。

1. 当 $\omega = \omega_0$ 时，即发生共振吸收时，v 有极大值，可表示为：

$$v_{max} = \frac{\gamma B_1 T_2 M_0}{1 + \gamma^2 B_1^2 T_1 T_2} \qquad (17-12)$$

当 B_1 较小时，$\gamma^2 B_1^2 T_1 T_2 \ll 1$，吸收信号强度 v_{max} 与 B_1 成正比。当增加 B_1 时，v 增加放慢，这是因为核系统中两能级上粒子数差额减小；当进一步增加 B_1 时，信号强度不再增加，而是开始下降，这是因为 B_1 较大时，条件 $\gamma^2 B_1^2 T_1 T_2 \ll 1$ 不再成立，核系统中两能级上的粒子数趋于相等。若再继续增加 B_1 时，信号强度减小到看不见的程度，我们把这种现象称为吸收信号的饱和，这相当于核系统两能级上的粒子数相等，而不再吸收射频场的能量。

2. 由稳态解中吸收信号的表达式还可知，吸收信号的半宽度为：

$$\Delta\omega = \omega_0 - \omega = \frac{1}{T_2}(1 + \gamma^2 B_1^2 T_1 T_2^{\frac{1}{2}})$$

可见，线宽主要由 T_2 值决定，所以横向弛豫时间是线宽的主要参数。

3. 从积分强度 $I = \int_{-\infty}^{\infty} v \, d\omega$，即从吸收曲线与横坐标轴之间的那部分面积，可以大致知道样品中参与接近共振的那部分核的数量是多少。

【仪器简介】

整个核磁共振实验装置如图 17-6 所示，它是由产生稳恒磁场 $\boldsymbol{B}_0$ 的电磁铁和扫场线圈及电源、探头（包括样品）、边限振荡器、频率计、示波器等组成。

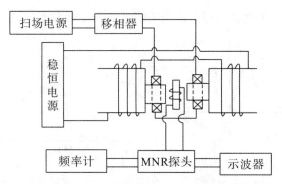

图 17-6　核磁共振实验方框图

1. 对稳恒磁场 B_0 要求稳定性好，在样品所在范围内均匀性好。同时 B_0 越强，热平衡时，上、下能级粒子数之差越大，核磁共振吸收信号也越强。本实验中稳恒磁场由恒流电源供电，由于通电时，磁场线圈发热引起线圈电阻的变化，将导致磁场的漂移。一般要通电一小时左右才能基本稳定下来。

2. 将边限振荡器的线圈放置在 X 方向，振荡时沿线圈轴线 k 方向就产生一个交变的磁场：

$$B_X = 2B_1\cos\omega t$$

对这个线偏振磁场，我们可分解成两个方向相反的圆偏振场，如图 17-7 所示。对 Y 为正的系统，起作用的分量是在 $X-Y$ 平面上沿顺时针方向旋转的磁场，当 $\omega=\omega_0=\gamma B_0$ 时，将发生共振吸收。而对于方向相反的分量，由于频率为 $-\omega$，与 ω_0 相差甚远，它的影响可忽略。

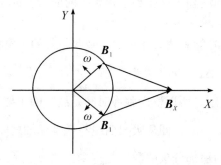

图 17-7

3. 信号的接收——边限振荡器。所谓边限振荡器，是指该振荡器被调节至振荡与不振荡的临界状态。振荡回路的振荡线圈包围着样品一起被放到稳恒磁场 B_0 中去。它既做发射线圈，也兼做接收线圈。当样品吸收的能量不同时，亦即相当于线圈的 Q 值变化，从而振荡器的振幅将有显著的变化。当共振时，样品吸收能量增强，振荡变弱，经过二极管就可以把反映振荡器振幅大小变化的共振吸收信号检出来，通过放大后就可以用示波器显示出来，如图 17-8 所示。边限振荡器调节不好，就可能观察不到共振吸收信号。

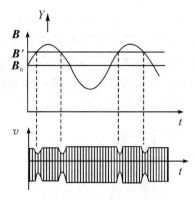

图 17-8 共振吸收信号

4. 扫场。观察核磁共振吸收信号 v 可有两种方法，一种是磁场 B_0 固定，让射频场 B_l 的频率 ω 连续变化通过共振区，当 $\omega = \omega_0 = \gamma B_0$ 时出现共振峰，称为扫频的方法。另一种方法是把射频场的频率 ω 固定，而让磁场 B_0 连续变化，通过共振区，称为扫场的方法。二者显示的都是共振吸收信号 v 与频率 ω 之间的关系曲线。本实验采用的是扫场法，为了便于观察核磁共振信号，通常应用大调制场技术。即在稳恒磁场 B_0 方向上叠加一个低频调制磁场 $B_m \sin \omega' t$，那么此时样品所在的实际磁场为 $B_0 + B_m \sin \omega' t$。由于调制场幅值不大，磁场方向仍保持不变，只是磁场的幅值按调制频率周期的变化，相应的拉莫尔振动频率 ω 也发生周期性变化，即：

$$\omega_0 = \gamma(B_0 + B_m \sin \omega' t) \tag{17-12}$$

这时只要射频场的角频率 ω 调到变化范围之内，同时调制磁场扫过共振场范围，便更容易用示波器观察到共振吸收信号（示波器的扫描电压与调制场的电压要通过移相器调成同位相）。

由图 17-9 可知，只要 $\omega \cdot \gamma^{-1}$ 落在 $B_0 - B_m$ 到 $B_0 + B_m$ 范围内就可以观察到共振信号，但这时未必正好等于 B_0，从图中可以看出，当 $\omega \cdot \gamma^{-1} \neq B_0$ 时，各个共振信号发生的时间间隔并不相等，共振信号的排列是不均匀的。只有 $\omega \cdot \gamma^{-1} = B_0$ 时，它们才均匀排列。这时共振信号发生在扫场过零的时刻，而且从示波器的时间标尺可以看出它们的时间间隔是 10 ms（本实验中的扫场采用频率为 50 Hz，周期为 20 ms 的交变磁场）。当然，当 $\omega \cdot \gamma^{-1} = B_0 - B_m$ 或 $\omega \cdot \gamma^{-1} = B_0 + B_m$ 时，在示波器上也能观察到均匀排列的共振信号，但它们的时间间隔不是 10 ms，而是 20 ms。因此，只有当共振信号均匀排列而且时间间隔为 10 ms 时才有 $\omega \cdot \gamma^{-1} = B_0$，这时的频率计的读数才是与 B_0 对应的质子的共振频率。

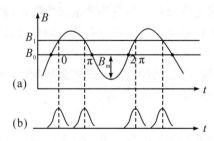

（a）不等间距核磁共振信号

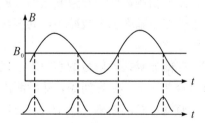

（b）等间距核磁共振信号

图 17-9 核磁共振信号

在以上的讨论中我们都是假设 B_0 是稳恒不变的，或者是慢扫场。但是如果磁场的扫描速度不满足慢通过条件，而是比规定的速度快得多，也就是通过共振点的时间比弛豫时间小得多，那么前面所讲的布洛赫方程的解就不能用来描述实验现象。因为谱线的形状发生很大的变化，在通过共振点后，会出现衰减的振荡，这个衰减的振荡称为"尾波"，如图 17－10 所示。

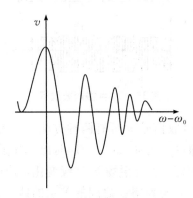

图 17－10　弛豫尾波

【实验内容与步骤】

1. 记录下仪器的编号和样品盒的编号。本实验的静磁场场强均在 0.57T 左右，所以水的氢核共振频率在 24 MHz～25 MHz 左右。接好线路后，调整扫场、共振频率、幅度和示波器参数，观察水的氢核和氟核样品的核磁共振信号，使之达到幅度最大和稳定，记录调整好后的参数（频率、最大振幅、调整旋钮的位置和波形）。绘制一张包含两个样品波形的图并把编号及调整好后的参数也记录在上面。

2. 标定样品所处位置的磁场强度 $\boldsymbol{B}_0$。

（1）将样品盒放在永久磁铁的中心区，观察掺有三氯化铁的水中质子的磁共振信号，测出样品在永久磁铁中心时质子的共振频率 ν。外加总磁场为 $\boldsymbol{B} = \boldsymbol{B}_0 + \boldsymbol{B}'\cos\omega t$，这里的 $\boldsymbol{B}'$ 是扫场的幅度，ω 是扫场的圆频率。为了加宽捕捉范围，在开始调试时，可以把扫场的幅度加大，这样便于共振频率的寻找。因为我们要确定的磁场是 $\boldsymbol{B}_0$，因此必须让共振点发生在扫场过零处。这时的共振信号为等分间隔，间隔时间为 10 ms。在示波器上严格地分辨等分间隔较不容易，这里提出一个方法，从图 17－9 可以看出，当共振点不在扫场过零处时，改变扫场幅度会导致共振信号成对的靠近或分开。只有当共振点恰巧在扫场过零处时，不论扫场幅度加大或减小，共振信号都不会移动。所以可以在共振信号大致等间隔后用这种方法细调。

（2）在能分辨共振信号的前提下，我们尽量减小扫场的振幅，调整共振频率，使共振信号两两合并为 20 ms 等间隔，然后测出共振频率的上下限 ν_1 和 ν_2。

3. 测氟核 ^{19}F 的旋磁比 γ_F 和朗德因子 g。

（1）观察并记录固态聚四氟乙烯样品中氟核的磁共振信号，方法同上，测出样品处在与水样品相同磁场位置时的氟核的共振频率。

（2）在能分辨共振信号的前提下，我们尽量减小扫场的振幅。调整共振频率，使共振信号两两合并，为 20 ms 等间隔，然后测出共振频率的上下限 ν_{F1} 和 ν_{F2}。

【数据记录与处理】

1. 自行列表记录参数等。

2. 对于温度为 25 ℃ 球形容器中水样品的质子，旋磁比为：$\dfrac{\gamma}{2\pi}=42.576\,375$ MHz·T^{-1}，从而由公式 $2\pi\nu=\gamma B_0$ 计算样品所处位置的磁场强度 B_0。

3. 计算 B_0 的测量误差。扫场振幅 $B'=(\nu_1-\nu_2)\pi\cdot\gamma^{-1}$，共振信号等间隔排列的判断误差一般不超过 10%，因此 ΔB_0 可取上式的 $\dfrac{1}{10}$，即 $\Delta B=\dfrac{B'}{10}$。

4. 求氟核 ^{19}F 的旋磁比 γ_F 和朗德因子 g。因已计算出 B_0，所以由公式 $2\pi\nu=\gamma B_0$ 可算得氟核的旋磁比 γ_F。由旋磁比定义：$\gamma_F=g\dfrac{2\pi\mu_N}{h}$ 可计算出氟核的 g 因子。

$\mu_N=3.152\,451\,5\times10^{-14}$ Mev·T^{-1}，h 是普朗克常数，$\mu_N\cdot h^{-1}=7.622\,501\,4$ MHz·T^{-1}。

5. 计算朗德因子 g 的相对误差。相对误差为：

$$E=\frac{\Delta g}{g}=\sqrt{\left(\frac{\Delta\nu_F}{\nu_F}\right)^2+\left(\frac{\Delta B_0}{B_0}\right)^2}$$

式中 $\Delta\nu_F$ 的求法与计算 B' 时类似。可取 $\Delta\nu_F=\dfrac{\nu_{F1}-\nu_{F2}}{20}$ 作为 ν_F 的估计误差。

【注意事项】

1. 由于扫场的信号从市电取出，频率为 50 Hz。每当 50 Hz 信号过零时，样品所处的磁场就是恒定磁场 $\boldsymbol{B}_0$，所以应先加大扫场信号，让总磁场有较大幅度的变化范围，以利于找到磁共振信号，然后调整频率。

2. 样品在磁场的位置很重要，应保证处在磁场的几何中心，除非有其他要求。

3. 调节时要缓慢，否则 NMR 信号一闪而过。

4. 请勿打开样品盒。

5. 调节扫场幅度的可调变压器的调节范围为 0～100 V。

【思考题】

1. 观察核磁共振吸收信号时要提供哪几种磁场？它们的相互方向有什么要求？各起什么作用？

2. 在医院的核磁共振成像宣传资料中，常常把拥有强磁场（1～1.5 T）作为一个宣传的亮点。请问磁场的强弱对探测质量有什么关系吗？为什么？

3. 如何确定对应于磁场为 $\boldsymbol{B}_0$ 时核磁共振的共振频率？

第三部分　电子技术基础实验

实验 18　基本元器件的识别

【实验目的】

掌握各类基本元器件的识别方法。

【实验仪器】

电阻、电容、电感、二极管、三极管等若干。

【实验原理】

元器件在各类电子产品中占有重要的地位，特别是一些通用电子元器件，更是电子产品中必不可少的基本材料。熟悉和掌握各类元器件的性能、特点、使用范围等对电子产品的分析、设计、制造有着十分重要的作用。本实验通过要求大家识别常用电子元器件，从而使大家熟悉并掌握常见电子元器件的识别方法。

一、电阻

电阻在电路中用"R"加数字表示，如：R_1 表示编号为 1 的电阻。电阻在电路中的主要作用为分流、限流、分压、偏置等。电阻的单位为欧姆（Ω），倍率单位有千欧（kΩ）、兆欧（MΩ）等。换算方法是：1 兆欧＝1 000 千欧＝1 000 000 欧。电阻的参数标注方法有 3 种：直标法、色标法和数标法。

（一）直标法

直标法是在电阻器的表面直接用阿拉伯数字和单位符号标出该电阻的型号、额定功率、标称阻值、允许误差和生产日期、商标等，如图 18-1 所示。

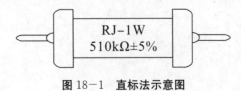

图 18-1　直标法示意图

（二）数标法

就是在电阻体上用三位数字来标明其阻值。它的第一位和第二位为有效数字，第三位表示在有效数字后面所加"0"的个数，这一位不会出现字母。如：472 表示 $47 \times 100\ \Omega$（即 $4.7\ \text{k}\Omega$），104 则表示 $100\ \text{k}\Omega$。如果是小数，则用"R"表示"小数点"，并占用一位有效数字，其余两位是有效数字，如："2R4"表示"2.4 Ω"，"R15"表示"0.15 Ω"。

（三）色标法

用特定的色环标注在电阻上以表示阻值大小及误差。这种色标法通常用于 0.5W 以下的碳质电阻和金属膜电阻，其色标含义如表 18−1 所示。

表 18−1 色标与数值对照

颜色	棕	红	橙	黄	绿	蓝	紫	灰	白	黑	金	银	无色
数值	1	2	3	4	5	6	7	8	9	0			
乘数	10^1	10^2	10^3	10^4	10^5	10^6	10^7	10^8	10^9	10^0	10^{-1}	10^{-2}	—
误差	±1%	±2%	—	—	±0.5%	±0.2%	±0.1%				±5%	±10%	±20%

①对 12 种颜色各赋予 3 种数量含义，例如红色或者表示乘数 2，或者表示数量 100，或者表示误差±2%。

②标注方法有三色环法、四色环法和五色环法，如图 18−2 所示。

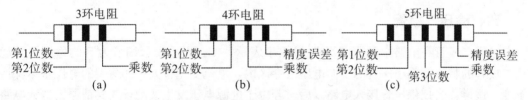

图 18−2 不同标注方式下的色环与电阻值含义

例 如图 18−3 所示，电阻 $R_1 = 62\ \Omega \pm 5\%$，$R_2 = 510 \times 10^5\ \Omega \pm 2\% = 51\ \text{M}\Omega \pm 2\%$。

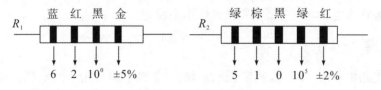

图 18−3 电阻阻值

二、电容

1. 电容在电路中一般用"C"加数字表示，如：C_{13} 表示编号为 13 的电容。电容是由两片金属膜紧靠，中间用绝缘材料隔开组成的元件。电容的特性主要是隔直流通交流。电容容量的大小就是表示能贮存电能的大小，电容对交流信号的阻碍作用称为容抗，它与交流信号的频率和电容量有关，容抗 $X_C = 1/(2\pi fC)$（f 表示交流信号的频率，C 表示电容容量）。

2. 识别方法：电容的识别方法与电阻的识别方法基本相同，分直标法、色标法和数标法 3 种。电容的基本单位用法拉（F）表示，其他单位还有毫法（mF）、微法（μF）、纳法（nF）、皮法（pF）。其中：1 法拉＝10^3 毫法＝10^6 微法＝10^9 纳法＝10^{12} 皮法。容量大的电容其容量值在电容上直接标明，如 10 μF/16 V。容量小的电容其容量值在电容上用字母表示或数字表示。字母表示法：1p2=1.2 pF，1n=1 000 pF。数字表示法一般用三位数字表示容量大小，前两位表示有效数字，第三位数字是倍率，如：102 表示 10×10^2 pF=1 000 pF，224 表示 22×10^4 pF=0.22 μF。

3. 电容容量误差表示。

符号 F、G、J、K、L、M 分别表示允许误差±1％、±2％、±5％、±10％、±15％、±20％。

如：一瓷片电容为 104 J，表示容量为 0.1 μF、误差为±5％。

三、晶体二极管

晶体二极管在电路中常用"D"加数字表示，如：D_5 表示编号为 5 的二极管。二极管的主要特性是单向导电性，也就是在正向电压的作用下，导通电阻很小；而在反向电压作用下导通电阻极大或无穷大。识别方法：二极管的识别很简单，小功率二极管的 N 极（负极），在二极管外表面大多采用一种色圈标出来，有些二极管也用二极管专用符号来表示 P 极（正极）或 N 极（负极），也有采用符号"P""N"来标志二极管极性的。发光二极管的正负极可从引脚长短来识别，长脚为正，短脚为负。用数字式万用电表去测二极管时，红表笔接二极管的正极，黑表笔接二极管的负极，此时测得的阻值才是二极管的正向导通阻值，这与指针式万用电表的表笔接法刚好相反。

四、稳压二极管

稳压二极管在电路中常用"ZD"加数字表示，如：ZD_5 表示编号为 5 的稳压管。稳压二极管的特点就是稳压管的反向电压击穿区内，电流变化很大，其两端的电压基本保持不变。这样，当把稳压管接入电路以后，若由于电源电压发生波动，或其他原因造成电路中各点电压变动时，负载两端的电压将基本保持不变。故障特点：稳压二极管的故障主要表现为开路、短路和稳压值不稳定。在这 3 种故障中，前一种故障表现出电源电压升高，后两种故障表现为电源电压变低到零伏或输出不稳定。

五、电感

电感在电路中常用"L"加数字表示，如：L_6 表示编号为 6 的电感。电感线圈是将绝缘的导线在绝缘的骨架上绕一定的圈数制成的。直流可通过线圈，直流电阻就是导线本身的电阻，压降很小；当交流信号通过线圈时，线圈两端将会产生自感电动势，自感电动势的方向与外加电压的方向相反，阻碍交流的通过，所以电感的特性是通直流阻交流，频率越高，线圈阻抗越大。电感在电路中可与电容组成振荡电路。电感一般有直标法和色标法，色标法与电阻类似。如棕、黑、金、金表示 1 μH（误差 5％）的电感。电感的基本单位为：亨（H），换算单位为：1 H=10^3 mH=10^6 μH。

六、变容二极管

变容二极管是根据普通二极管内部"PN 结"的结电容能随外加反向电压的变化而变化这一原理专门设计出来的一种特殊二极管。变容二极管在无绳电话机中主要用在手机或座机的高频调制电路上，实现低频信号调制到高频信号上，并发射出去。在工作状态，变容二极管调制电压一般加到负极上，使变容二极管的内部结电容容量随调制电压的变化而变化。

变容二极管发生故障，主要表现为漏电或性能变差：

（1）发生漏电现象时，高频调制电路将不工作或调制性能变差。

（2）变容性能变差时，高频调制电路的工作不稳定，使调制后的高频信号发送到对方时产生失真。

出现上述情况之一时，就应该更换同型号的变容二极管。

七、晶体三极管

晶体三极管在电路中常用"Q"加数字表示，如：Q_{17} 表示编号为 17 的三极管。晶体三极管（简称三极管）是内部含有两个 PN 结，并且具有放大能力的特殊器件。它分 NPN 型和 PNP 型两种类型，这两种类型的三极管从工作特性上可互相弥补，所谓 OTL 电路中的对管就是由 PNP 型和 NPN 型配对使用。

常用的 PNP 型三极管有 A92、9012、9015 等型号，NPN 型三极管有 A42、9014、9018、9013 等型号。晶体三极管主要用于放大电路。

八、场效应晶体管放大器

场效应晶体管具有较高输入阻抗和低噪声等优点，因而被广泛应用于各种电子设备中。尤其用场效应管作为电子设备的输入级，可以获得一般晶体管很难达到的性能。场效应管分成结型和绝缘栅型两大类，其控制原理都是一样的。场效应管是电压控制元件，而晶体管是电流控制元件。在只允许从信号源取较少电流的情况下，应选用场效应管；而在信号电压较低，又允许从信号源取较多电流的条件下，应选用晶体管。场效应管是利用多数载流子导电，所以称之为单极型器件，而晶体管是既利用多数载流子，也利用少数载流子导电，被称为双极型器件。有些场效应管的源极和漏极可以互换使用，栅压也可正可负，灵活性比晶体管好。场效应管能在很小电流和很低电压的条件下工作，而且它的制造工艺可以很方便地把很多场效应管集成在一块硅片上，因此场效应管在大规模集成电路中得到了广泛的应用。

【实验内容及步骤】

1. 识别实验板上给定的元件，按照元件编号将元件名称记录好。
2. 对元件参数作记录。

实验 19　万用电表的使用

【实验目的】

1. 通过实验熟悉指针式万用电表和数字式万用电表的使用方法。

2. 学习使用两种万用电表来检测电压、电流、电阻、电容等。

3. 验证电路中电流、电压及电阻的基本关系。

【实验仪器】

MF—208 型指针式万用电表 1 只，UT52 型数字万用电表 1 只，直流稳压电源 1 台，低压交流电源 1 台，电阻板 1 块，电容器、晶体二极管、晶体三极管、导线若干。

【实验原理】

万用电表是一种多用途电学测量仪表。普通万用电表既可测交直流电流、电压，也可测电阻，是集电流表、电压表、欧姆表于一身的测量仪表。部分万用电表还附加了通断测试和检测晶体二极管、三极管、电容、电感、交流电平、温度等功能。常用万用电表主要分为指针式万用电表和数字式万用电表。

一、指针式万用电表

指针式万用电表型号比较多，但使用方法基本相同，下面以 MF208 型为例介绍指针式万用电表的使用方法和注意事项。

图 19-1 是 MF208 型指针式万用电表的面板图，上部为读数面板，下部为待测量的类型及量程选择旋钮、电阻挡零位调节旋钮、测试笔插孔（黑表笔接 "−COM"，红表笔接 "＋"，特殊情况下，测直流电流时，若电流大于 250 mA，则红表笔接 "+10ADCmax"）。

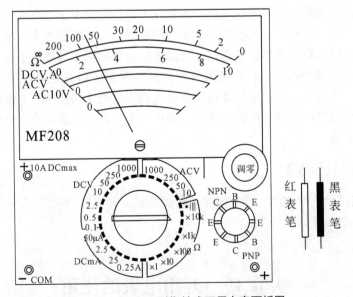

图 19-1 MF208 型指针式万用电表面板图

（一）读数面板

选择电阻类测量时，读最上面标有 "Ω" 的一行分度尺，这行分度具有非均匀特性，且零值在最右边，从右向左读数增大；在测量交、直流电压及电流（交流 50V 以上除外）

时，读第二行分度尺；其余分度尺是测量增益、晶体三极管的 h_{FE} 及 I_{ceo} 等参数时使用。

（二）类型和量程选择旋钮

选择旋钮是用来选择万用电表所测量的类型和量程的。

1. 电阻类：有 ×1、×10、×100、×1k、×10k、通断测试 BUZZER 共 6 个挡，选取任一挡时，将该挡对应的数字与读数面板的读数相乘，即为被测电阻的阻值。例如，将选择旋钮旋到 Ω 区 "×10" 挡时，若指针所指位置刚好如图 19-1 所示，则被测电阻值为 75×10 Ω=750 Ω。

注意：

（1）测电阻时，用选择旋钮选好量程后，需要先进行电阻调零（即将测试笔短路，调整电阻挡零位调节旋钮使指针指在电阻刻度的零位上），再测量被测电阻（每次换挡后都要重复电阻调零工作）。

（2）为了使测量电阻的误差较小，应注意选择适当量程，尽量用欧姆表中间的一段刻度来读数。

2. 交流/直流电压：选择旋钮应分别旋至 ACV 或 DCV 区，根据欲测电压高低，选择适当量程。直流电压量程有 0.1 V、0.5 V、2.5 V、10 V、50 V、250 V、1000 V 共 7 挡，交流电压量程有 10 V、50 V、250 V、1000 V 共 4 挡。

3. 直流电流：将选择旋钮旋至 DC mA 区，根据被测量电流的大小选择适当的量程。DC mA 挡有 50 μA、2.5 mA、25 mA、250 mA（10 A）共 4 挡，若测量的直流电流在 250 mA~10 A 以内，则选择 0.25 A（10 A）挡，红表笔接 "+10ADCmax"。

注意：在读电压值和电流值时，指针满偏时所指数值为量程选择旋钮所示值，读数时应利用分度尺按比例读出正确值。例如，将选择旋钮旋至 DCV 区 "50 V" 挡，若指针所指位置如图 19-1 所示，则被测电压为：$3 \times \dfrac{50 \text{ V}}{10} = 15 \text{ V}$，电流的读数方法同理。

二、数字式万用电表

数字式万用电表与指针式万用电表的主要区别在于：数字式万用电表是以数字形式把测量结果直接显示出来，对于任何测量结果都无需做处理，直接读得即可。

图 19-2 为数字万用电表的原理方框图。数字万用电表内部主要包括直流电压变换器、模/数转换器、计数器、显示器和逻辑控制电路等部件。直流电压变换器的作用是把被测量（如电流、电阻等）变换为电压；模/数转换器则把电压转换为数字量；计数器可对数字量进行运算，再把结果经过译码系统送往显示器进行数字显示；逻辑控制电路主要对整机进行控制及协调各部件的工作，并能使其自动重复进行测量。数字式万用电表就主要靠这些部件来完成对电流、电压、电阻等模拟量和电学量的测量与数字显示。数字式万用电表型号较多，但使用方法大同小异，下面以 UT52 型为例介绍数字式万用电表的使用方法和注意事项。

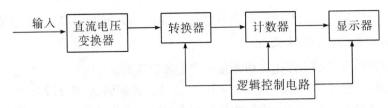

图 19-2　数字式万用电表原理

数字式万用电表的上部分为读数面板（即显示屏），下部分是电源开关、待测参数类型及量程选择旋钮、表笔插孔（黑表笔接"COM"位；对于红表笔，有 3 个对应的插孔，按不同的测量需要分别插接）。

（一）读数面板

数字万用电表的读数面板既可显示测量的类型、单位，还可显示所测得的数值，任何测量结果都直接从屏上读出，非常方便、直观，免除了指针万用电表需要估读带来的测量误差。

（二）类型和量程选择旋钮

电阻类有 200 Ω、2 kΩ、20 kΩ、200 kΩ、2 MΩ、20 MΩ、200 MΩ、电路通断测试及二极管极性测量共 8 挡。测电阻时，无需像指针式万用电表那样进行电阻调零工作，其内部会自动完成电阻调零。

交流电压有 200 mV、2 V、20 V、200 V、750 V 共 5 挡。

直流电流有 2 mA、20 mA、200 mA、20 A 共 4 挡。

交流电流有 2 mA、20 mA、200 mA、20 A 共 4 挡。

电容有 2 nF、20 nF、200 nF、2 μF、20 μF 共 5 挡。

三极管有放大倍数测试挡 h_{FE}。

【实验内容与步骤】

一、准备工作

（一）指针式万用电表

1. 在使用指针式万用电表进行测量前先将其水平放置，若发现表针不指向机械零点，须用螺丝刀调节表头上的调整螺丝，使表针回零。

2. 了解表盘上每条刻度线所对应的被测电学量及测量结果的读数方法。

3. 测量前必须明确待测对象和测量方法，根据待测量的种类（交流或直流，电压、电流或电阻等）及大小，将"选择旋钮"拨到合适的位置，如预先无法估计待测量的大小，应选择最大量程（或倍率）先行试测，若指针偏转程度太小，可逐次选择较小量程（或倍率），关于这一点数字式万用电表同样需要注意。

4. 测量电阻时，每次换挡都要进行调零工作（若不能调零，则必须更换新电池，切勿用力再旋"调零"旋钮，以免损坏）。

（二）数字式万用电表

1. 在使用数字式万用电表测量前，打开电源开关，观察液晶显示屏上有无负号产生，如有负号，说明表内电池电量不足，若此时进行测量会得到错误数据，必须更换电池。

2. 测量时，需先估计被测值，不要让它超出测量范围，若屏上显示"1"或"-1"时，表明测量值超出测量范围。

二、电阻的测量

1. 确保电阻与电源断开，没有端电压。

2. 用指针式万用电表测量电阻箱中各电阻值（R_1、R_2、R_3）。

先将选择旋钮转至"Ω"区适当量程（注意：需进行电阻调零工作；同时为使测量电阻的误差较小，应注意选择适当量程，尽量用欧姆表中间的一段刻度来读数），再进行测量，将测得数据记入表 19-1 中。用数字式万用电表再测一次，也应注意选择适当量程，将所得数据也记入表 19-1 中。

3. 将 R_1、R_2 分别串联、并联如图 19-3 所示，然后分别测出串联、并联后总阻值，并将结果记入表 19-1 中。

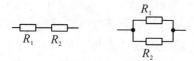

图 19-3　电阻的串联和并联

三、直流电压的测量

1. 将选择旋钮旋至直流电压区的适当量程，若被测电压未知时，则选最大量程，并用跃接法试测，视表针偏转情况或小数点位置情况再改变量程。注意：测直流电压时应将万用电表的红表笔与被测电路的高电位端相接，黑表笔与被测电路的低电位端相接；如果接反了，指针表的表针会"反打"，可能损坏万用电表，数字表会显示为负值。

2. 将电阻 R_1、R_2、R_3 与直流电源 E 接成串联电路如图 19-4 所示。用万用电表分别测量各电阻两端的电压及串联电阻两端的总电压，将测量数据记入表19-2中。

四、交流电压的测量

将选择旋钮旋至交流电压区适当量程，将电阻 R_1、R_2、R_3 串接在 6~12 V 的交流电源上，如图 19-5 所示，分别测量各电阻两端的电压及串联电阻总电压，数据记入表 19-3 中。测量方法同直流电压的测量。

注意：在交直流电压测量中不能使用电阻挡或电流挡，如果误操作会损坏万用表。

五、直流电流的测量

1. 将电阻 R_1、R_2 并联后再与直流电源两端相连，如图 19-6 所示。

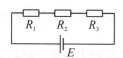 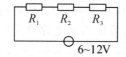 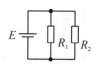

图 19-4　测量直流电压　　图 19-5　测量交流电压　　图 19-6　测量直流电流

2. 估算通过 R_1、R_2 的电流及电路中的总电流，将选择旋钮旋至直流电流区适当量程。断开待测电路，将万用电表串入该被测电路，注意让电流由电表的红表笔流入、黑表笔流出。分别测出通过 R_1、R_2 的电流及电路中的总电流，将数据记入表 19-4 中。

六、电容的测量（数字式万用电表 UT52）

1. 将选择旋钮旋至电容区的适当量程。

2. 将电容器的两引脚分别插入两插孔中，可不分极性，在显示屏上直接读取数据即可。

七、晶体二极管正向电阻、反向电阻的测量与判别正、负极的方法

1. 将指针式万用电表的选择旋钮拨至 "Ω" 区内 "×10" 或 "×100" 量程。

2. 将万用电表的红、黑表笔接晶体二极管的两个管脚，读出测量的电阻值，然后将红、黑表笔与二极管的连接位置调换，再次测量其电阻值。

3. 分析：两次测量中若一次电阻大，一次电阻小，说明该晶体二极管具有单向导电性，是好的，两阻值相差越大说明其单向导电性能越好，并且显示小电阻的那一次测量中万用电表的黑表笔所接的电极是二极管的正极（P 区），红表笔所接的电极是二极管的负极（N 区）。若两次测量都显示为大电阻，则该晶体二极管内部断路。若两次测量都显示为小电阻，则该晶体二极管内部短路。

注意：测量时不能用 "×1" 或 "×10k" 量程，前者电流太大，后者电压太高，都会损坏晶体二极管。

4. 用数字万用电表 UT52 测试晶体二极管时，将选择旋钮拨至 ➤◆ 位置上，并将表笔接到待测二极管两端，若红表笔接到了二极管正极、黑表笔接到了二极管负极，显示的读数为二极管正向压降值。

八、晶体三极管 h_{FE} 测试（UT52）

1. 将旋钮置于 h_{FE} 量程。

2. 确定晶体管是 NPN 或 PNP 型，将基极、发射极和集电极分别插入面板上相应的插孔。

3. 显示屏上将显示 h_{FE} 的近似值。

【数据记录与处理】

1. 由表 19-1 的记录数据计算出两个电阻的串联值 $R_{12串计}$ 及两个电阻的并联值 $R_{12并计}$，并与 R_1、R_2 在串联、并联情况下直接的测得值 $R_{12串测}$ 及 $R_{12并测}$ 进行比较，看能不能说明电阻的串并联规律。比较使用两种万用电表所得的测量结果，哪一种表测量精度较高。

2. 利用表 19-2 和表 19-3 的数据，分别计算出直流和交流时的串联电压 $U_{R串计}$，并与测量值 $U_{R串测}$ 进行比较，看能否验证串联电路的分压原理。

3. 利用表 19-4 的数据，计算出 $I_{总计} = I_{R_1} + I_{R_2}$，并以测量值 $I_{总测}$ 进行比较，看能否验证分流原理。

表 19−1　电阻测量数据

		R_1	R_2	R_3	$R_{12串计}$	$R_{12并计}$	$R_{12串测}$	$R_{12并测}$
指针式万用电表	量程							
	测量值							
数字万用电表	量程							
	测量值							

表 19−2　直流电压测量数据

	U_{R_1}	U_{R_2}	U_{R_3}	$U_{R串计}$	$U_{R串测}$
量程					
测量值					

表 19−3　交流电压测量数据

	U_{R_1}	U_{R_2}	U_{R_3}	$U_{R串计}$	$U_{R串测}$
量程					
测量值					

表 19−4　直流电流测量数据

	I_{R_1}	I_{R_2}	$I_{总测}$	$I_{总计}$
量程				
测量值				

【思考题】

1. 如图 19−7 所示。

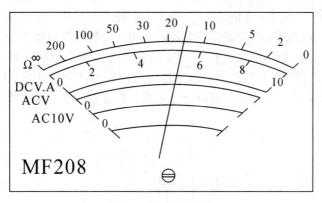

图 19−7　思考题图

若此时选择旋钮置于："Ω" 区 "×1k" 挡，则读得电阻值为：_____；

"DCmA" 区 "×25" 挡，则读得电流值为：_____；

"DCV" 区 "×10" 挡，则读得电压值为：_____。

2. 用指针式万用电表和数字式万用电表测晶体二极管时要注意哪些问题？

3. 用电流挡测电流时特别要注意哪些问题？

4. 根据晶体三极管结构的特点，如何用万用电表找出它的三个电极？

5. 归纳总结指针式万用电表和数字式万用电表的使用要点。

6. 可以用万用电表测电源内阻吗？为什么？

7. 在测量电压时，万用电表的"选择旋钮"绝对不能置于电阻挡或电流挡，为什么？

实验 20　晶体三极管单管放大器

【实验目的】

1. 掌握调整单管放大器的静态工作点的调试方法。

2. 掌握测量交流放大倍数、输入电阻、输出电阻、频率响应曲线的方法。

3. 观察输出信号的饱和失真、截止失真、双向切波失真，理解其产生原因。

4. 观察交流负反馈对放大器性能的影响。

【实验器材】

DJ－A2 型模拟电路实验箱、YB43020D 双踪示波器、数字万用电表。

【实验原理】

单级低频放大器能将低频信号进行不失真的放大，它是放大器中最基本的放大器。掌握单级放大器的电路调整技术、参数测量方法，是电子线路实验技术中最基本的要求。

典型的晶体三极管放大器电路如图 20－1 所示，由 R_{b1}、R_{b2}、R_e 组成"分压式电流负反馈偏置电路"（也称"射极偏置电路"），为三极管提供稳定的直流工作点；R_c 是直流负载电阻；R_L 是放大器的交流负载；C_1 和 C_2 是输入和输出耦合电容，起"隔直通交"的作用；C_e 是射极电阻 R_e 的交流旁路电容，它使三极管的发射极 E 交流通地，使 R_e 只具有直流负反馈作用，稳定静态工作点而不影响放大器的交流放大倍数，如果去掉 C_e，则 R_e 将同时起到交直流负反馈作用，放大器的交流放大倍数会减小，但放大器除静态工作点稳定外，其非线性失真、放大倍数的稳定性、通频带宽度等交流特性都会大大改善。

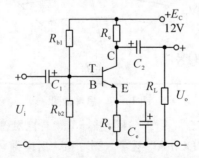

图 20－1　晶体三极管单管放大器原理图

本电路的静态工作点估算如下：

$$U_B = \frac{R_{b2}}{R_{b1} + R_{b2}} \cdot E_C \qquad (20-1)$$

$$I_E \approx \frac{U_B - 0.7}{R_e}(硅管) \qquad (20-2)$$

若为锗管，则：

$$I_E \approx \frac{U_B - 0.5}{R_e}$$

$$I_B \approx \frac{I_E}{\bar{\beta}}(\bar{\beta}\ 是三极管的直流放大倍数) \qquad (20-3)$$

$$U_{CE} \approx E_C - I_E(R_c + R_e) \qquad (20-4)$$

本电路的主要交流参数估算如下：

三极管发射结动态电阻为：

$$r_{be} = 300(\Omega) + (1+\beta)\frac{26(mV)}{I_E(mA)} \qquad (20-5)$$

上式中 β 是三极管的交流放大倍数，一般情况下 $\beta = \bar{\beta}$。

放大器的交流电压放大倍数为：

$$\dot{K}_u = \frac{\dot{U}_o}{\dot{U}_i} = -\beta\frac{R_L'}{r_{be}} \qquad (20-6)$$

上式中 $R_L' = R_c // R_L$，空载（即不接负载电阻 R_L）时，$R_L' = R_c$，显然，此时放大倍数比"有载"时要大。

放大器的输入电阻为：

$$r_i = R_{b1} // R_{b2} // r_{be} \qquad (20-7)$$

放大器的输出电阻为：

$$r_o = R_c // r_{ce} \approx R_c \qquad (20-8)$$

静态工作点的设置是否正确，是决定放大器能否工作在最佳状态的关键。若静态工作点过高，接近饱和区，会产生饱和失真；静态工作点过低，接近截止区则会产生截止失真。因此在技术工作中，常常要测量放大器的静态工作点。只要用万用电表的直流电压挡测出 E_C、U_B、U_C、U_E，根据相应的电阻值即可方便地算出静态工作点，方法如下：

$$U_{CE} = U_C - U_E \qquad (20-9)$$

$$I_E = \frac{U_E}{R_e} \qquad (20-10)$$

$$I_B = \frac{I_E}{1+\beta} \qquad (20-11)$$

$$或 \quad I_B = I_E - I_C = \frac{U_E}{R_e} - \frac{E_C - U_C}{R_c} \qquad (20-12)$$

技术工作中测放大器的交流电压放大倍数也很简单，只需用示波器测出放大器的输出电压 U_o 和输入电压 U_i 即可算出。

测输出电阻 r_o 的方法是分别测出放大器空载时的输出电压 U_o 和有载时的输入电压 U_{oL}，即可根据 R_L 的数值由下式算出：

$$r_o = \left(\frac{U_o}{U_{oL}} - 1\right)R_L \qquad (20-13)$$

测输入电阻则需在放大器的输入耦合电容 C_1 的前端加接一个适当的电阻 R_w，送入信号后，测出 R_w 与 C_1 的联结点对地的信号电压 U_{i2} 和 R_w 与信号源的联结点对地的信号电压 U_{i1}，即可根据 R_w 的数值由下式算出：

$$r_i = \frac{U_{i2}}{U_{i1} - U_{i2}} \cdot R_w \qquad (20-14)$$

测量中，如果可以调整 R_w，则调整它的大小使 $U_{i2} = \frac{1}{2}U_{i1}$，则 $r_i = R_w$，这种方法称为"半电压法"。

【实验内容及步骤】

本实验使用 DJ–A2 型模拟电路实验箱中分立电路部分进行实验。实验电路如图 20–2 所示。

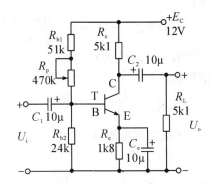

图 20–2　晶体三极管单管放大器实验电路图

一、连接电路

用万用电表测试并判断实验箱上的三极管 T_1 的极性及好坏、电阻电容的好坏并实测 R_c、R_e、R_L 的阻值，记入表 20–1 中。

按图接线，确认无误后，接通实验箱右上角电源。用双踪示波器分别观察单管放大器的输入和输出端波形。

二、单管放大电路的静态研究

1. 输入 1 000 Hz 正弦波信号。

2. 最佳工作状态的调试。逐渐加大信号源输出信号的幅度，观察输出电压 U_o 波形，如果波顶和波底不同时失真，说明工作点不在线性区中部，须适当调整实验箱电路中电位器，使 U_o 波形的波顶和波底即将同时出现失真又还未出现失真，此时放大器处在最佳工作状态。

撤除放大器输入信号，此时放大器处于"静态"，用数字万用表测量 E_c、三极管 T_1 的 C、B、E 三个电极的静态工作电压值，填入表 20–1 中，并据此算出静态工作点。

三、单管放大电路的动态研究

1. 空载及有载放大倍数的测量。重新向放大器送入信号，恢复到最佳工作状态。用万用表测出输入信号和输出信号的有效值 U_i 和 U_o 填入表 $20-2$ 中。然后将负载电阻 R_L (1R9)接在输出端，观察示波器上输出波形有何变化，测出此时的输出信号电压有效值 U_{oL}，也填入表 $20-2$ 中。根据表中数据算出放大器空载时的交流放大倍数和接入负载时的交流放大倍数，算出放大器的输出电阻。

2．输出波形失真观察及分析。

①双向失真：顺时针调整信号源输出幅度调节旋钮，使其输出信号增大到放大器输出信号正负半周都出现失真，这种失真称为"双向切波失真"或"大信号失真"，画出失真波形，记下此时的输入信号和静态工作点。

然后逆时针调整信号源输出幅度调节旋钮，使其输出信号减小，让放大器恢复到最佳工作状态。

②削顶失真：调整放大器电路上的 R_P 电位器使输出波形正半周顶部失真，画出失真波形，测出此时的直流 U_C、U_B、U_E。

③削底失真：反方向调整放大器电路上的 R_P 电位器使输出波形底部失真，画出失真波形，再测出此时的直流 U_C、U_B、U_E。

将三种失真波形及对应的 U_C、U_B、U_E 填入表 $20-3$。

3．旁路电容 C_e 的作用研究。

调整放大器电路上的 R_P 电位器使电路恢复到最佳工作状态，再调整信号源输出幅度调节旋钮，使其输出信号增大到放大器输出信号出现大信号失真，去掉发射极的旁路电容 C_e，观察输出信号波形有何变化。（信号幅度变大还是变小？放大器的放大倍数变大还是变小？输出信号波形失真情况如何？）

将输入信号改为三角波，重复上述操作，比较有 C_e 和无 C_e 两种情况下放大器对三角波的放大情况。

【数据记录及处理】

1．对所测量数据进行计算和分析。

表 $20-1$ 放大器最佳工作状态静态工作点

实 测	$R_c=$	$R_e=$	$R_L=$
$+E_C$（V）		静态工作点	
U_{CE}（V）		$U_{BE}=$	
U_B（V）		$I_C=$	
U_E（V）		$I_B=$	

表 $20-2$ 放大器交流放大倍数和输出电阻测量

U_i（mV）		空载：$K_{uo}=$
U_o［空载］（V）		有载：$K_{uL}=$
U_{oL}［__ kΩ 负载］（V）		输出电阻 $r_o=$

表 20-3 失真类型观察及分析

波　形	产生条件	失真类型	失真原因
U_i 图 U_o 图	$U_C =$ $U_B =$ $U_E =$ $U_i =$		
U_i 图 U_o 图	$U_C =$ $U_B =$ $U_E =$ $U_i =$		
U_i 图 U_o 图	$U_C =$ $U_B =$ $U_E =$ $U_i =$		

【思考题】

1. 要测输入电阻 r_i 应增加什么元件？如何操作？记录哪些数据？

2. 若 $\beta = 60$，计算三极管的 r_{be} 和放大器的输入电阻 r_i。

3. 通过本实验，您有何收获？

实验 21　射极跟随器

【实验目的】

1. 掌握测量放大器的输入与输出电阻的方法。
2. 通过对射极跟随器的特性测量,掌握射极跟随器的特点。

【实验器材】

DJ-2A 型模拟电路实验箱、数字万用电表、双踪示波器。

【实验原理】

射极跟随器是一种反馈很深的负反馈放大电路。其特点:输入电阻较高,输出电阻较低,电压放大倍数接近于 1,输出电压能够在较大范围内跟随输入电压作线性变化。典型电路如图 21-1 所示。

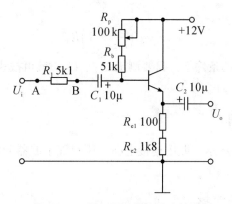

图 21-1　射极跟随器实验电路图

一、电压放大倍数

$$A_u = \frac{U_o}{U_i} = \frac{(1+\beta)R'_L}{r_{be} + (1+\beta)R'_L} \approx 1 \tag{21-1}$$

其中,$R'_L = R_L // R_e$。

当输入电压超过一定范围时,输出电压便不能跟随输入电压作线性变化,失真急剧增加。

二、输入电阻 R_i

对于图 21-1 所示电路,当负载为 R_L 时,则输入电阻为 $R_i = R'_b // [r_{be} + (1+\beta)R'_L]$,因为 $R'_b(R'_b = R_p + R_b)$ 很大,所以有 $R_i \approx \beta R'_L$。

若输出端不接负载 R_L 时，R_b' 很大，则 $R_i \approx \beta R_e$。

实际测量输入电阻时，可在输入端串联一个已知电阻 R_1，在 A 端输入的信号是 U_i，在 B 端的输入信号是 U_i'，显然射极输出器的输入电流为：

$$I_i' = \frac{U_i - U_i'}{R}$$

I_i' 是流过 R 的电流，于是射极输出器的输入电阻为：

$$R_i = \frac{U_i'}{I_i'} = \frac{U_i'}{\dfrac{U_i - U_i'}{R}} = \frac{R U_i'}{U_i - U'} \qquad (21-2)$$

所以只需测出电路图中 A、B 两点信号电压的大小就可计算出输入电阻 R_i。

三、输出电阻 R_o

在射极输出电路的输出端接上负载 R_L 时，放大电路的输出电压将比不带负载时有所下降，因此从放大器的输出端看进去整个放大电路相当于一个等效电压源，其电源电压为 U_s，内阻为放大电路的输出电阻 R_o，按图 21-2 所示等效电路先将放大电路负载开路，测出其输出电压为 U_{oL}，显然，$U_{oL} = U_s$，再接入负载 R_L，此时输出电压降为：

$$U_o = \frac{R_L}{R_o + R_L} U_s$$

可推出：

$$R_o = \left(\frac{U_s}{U_o} - 1 \right) R_L \qquad (21-3)$$

所以在已知负载 R_L 的条件下，只要测出 U_{oL}、U_o，就可按式（21-3）算出射极输出器的输出电阻。

【实验内容及步骤】

实验电路如图 21-1 所示，照图连接电路。用双踪示波器分别观察射极跟随器输入和输出端波形。

一、静态工作点的调整

将电源 +12 V 接上，在 B 点接入 $f = 1$ kHz 的正弦波信号，反复调整 R_p 及信号源输出幅度，使输出幅度在示波器屏幕上得到一个最大不失真波形，然后断开输入信号，用万用表测量晶体管各极对地的电位，即为该电路静态工作点，将测得数据填入表 21-1 中。

二、测量电压放大倍数 A_V

接入负载 $R_L = 1$ kΩ，在 B 点接入 $f = 1$ kHz 的正弦波信号，调输入信号幅度（此时偏置电位器 R_p 不再旋动），在输出波形最大不失真情况下测 U_i、U_{oL} 值，将所测数据填入表 21-2。

三、测量电路输入电阻 R_i

在输入端串接入 5.1 kΩ 电阻，A 点接入 $f = 1$ kHz 的正弦波信号，用毫伏表分别测

A、B 点对地电压 U_i、U_i'，将测得数据填入表 21-3 中，并根据式（21-2）计算输入电阻。

四、测量电路输出电阻 R_o

在 B 点接入 $f=1\,\text{kHz}$ 的正弦波信号，$U_i=100\,\text{mV}$ 左右，接上负载 $R_L=2.2\,\text{k}\Omega$ 时，测出空载输出电压 U_o（$R_L=\infty$）、有负载输出电压 U_{oL}（$R_L=2.2\,\text{k}\Omega$）的值。将所测得数据填入表 21-4 中，并根据式（21-3）计算电路输出电阻。

五、测量射极跟随器的跟随特性并测量输出电压值 U_{opp}

接入负载 $R_L=2.2\,\text{k}\Omega$，在 B 点接入 $f=1\,\text{kHz}$ 的正弦波信号，逐点增大输入信号幅度 U_i，在波形不失真时，测量所对应的 U_{oL} 值。计算出 A_u，并用示波器测量输出电压的峰值 U_{opp}，与电压表测出的对应输出电压有效值比较。将所测数据填入表 21-5 中。

【数据记录与处理】

将根据实验内容及步骤所测得的数据填入相应表格，计算相关参数，作出结论。

表 21-1　静态工作点测量

U_C (V)	U_B (V)	U_E (V)	$I_C=U_C/R_C$

表 21-2　电压放大倍数测量

U_i (V)	U_{oL} (V)	$A_u=U_{oL}/U_i$

表 21-3　输入电阻测量

U_i (V)	U_i' (V)	R_i (Ω)

表 21-4　输出电阻测量

U_i (V)	U_{oL} (V)	R_o (Ω)

表 21-5　射极跟随器的跟随特性研究

	1	2	3	4
U_i (V)				
U_{oL} (V)				
U_{opp} (V)				
A_u				

【思考题】

1. 通过实验，解释射极跟随器能作多级放大电路输入级、中间级、输出级的原因。

2. 将实验结果与理论计算比较，分析产生误差的原因。

实验 22　甲乙类互补对称功率放大器（OTL）

【实验目的】

1. 了解各种功率放大器的工作原理。
2. 掌握互补对称功率放大器的调整方法及主要性能指标的测试方法。

【实验仪器】

DJ－A 型模拟电路实验箱、双踪示波器、数字式万用电表。

【实验原理】

在实际的电子仪器、设备中，经常要求放大电路的末级能推动一定的负载，比如心电图机和多道生理记录仪中驱动描笔运动，在声电设备和超声心动图仪中使扬声器发出声音等，这些仪器都要求放大电路除能提供较高的电压外，还能提供较大的电流，即提供较大的功率，故末级电路一般为功率放大器。

本实验是 OTL 甲乙类互补对称电路，其电路原理如图 22－1 所示。电路中，T_1 组成推动级，工作于甲类放大状态，其作用是为功率放大级提供足够的信号电压；T_2、T_3 是一对参数对称的 NPN 管和 PNP 管，互补连接工作于乙类放大状态，组成功率放大级。当输入正弦信号 u_i 时，经 T_1 管放大、倒相后同时作用于 T_2、T_3 的基极，由于两管的导电极性相反，在一个周期内 T_2、T_3 两管轮流导通，而在负载 R_L 上就能得到完整的正弦信号。

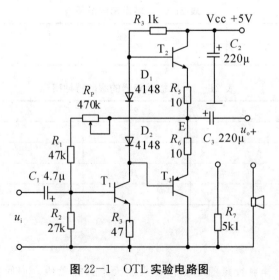

图 22－1　OTL 实验电路图

为了保证输出级上、下对称，应调整 E 点静态电位为 $\frac{V_{CC}}{2}$。这样，T_2、T_3 组成的放大电路相当于两个轮流工作的分别为 $\frac{V_{CC}}{2}$ 电源供电的射极输出器。由于 T_2、T_3 两管轮流导电，三极管存在死区电压，故交接处会出现"交越失真"，为了减小和克服工作在乙类状态下而产生的"交越失真"现象，设置了偏置电路，预先给推挽管 T_2 和 T_3 一定的正偏压，使功率管处于微导通状态。具体做法是用二极管设置输出级工作点，即在 T_2、T_3 管基极间正向串接两个参数适当的二极管，使两只二极管上的电压降近似为 1.2 V 左右，这样就可使 T_2、T_3 两管的发射结处于微导通状态，以消除"交越失真"。

理想情况下，甲乙类互补推挽功放的最大输出功率为：

$$P_{omax} \approx \frac{1}{2}\frac{\left(\frac{V_{CC}}{2}\right)^2}{R_L} = \frac{V_{CC}^2}{8R_L}$$

在实验中可通过测量负载两端的电压有效值，求得实际的最大输出功率：

$$P_{omax} = \frac{U_o^2}{R_L}$$

在理想情况下，效率 $\eta = \frac{P_{omax}}{P_{dc}} = \left(\frac{1}{2}\cdot\frac{\frac{V_{CC}^2}{4}}{R_L}\right) \bigg/ \left(\frac{2}{\pi}\cdot\frac{\frac{V_{CC}^2}{4}}{R_L}\right) = \frac{\pi}{4} = 78.5\%$。在实验中，可测量电源供给的平均电流 I_{dc}，从而求得 $P_E = V_{CC}\cdot I_{dc}$，负载上的交流功率已用上述方法求出，因而也就可以计算实际效率了。

【实验内容及步骤】

本实验使用 DJ-2A 型多功能模拟电路实验箱中"分立功放电路模块"进行实验。分立功放电路模块如图 22-1 所示。

1. 按图 22-1 连接电路，负载先接 R_7（5.1 kΩ），经检查无误后接通电源。用双踪示波器分别观察 OTL 甲乙类互补对称电路的输入和输出端波形。

2. 直流工作点的调整。

（1）调节电位器 R_P，使 E 点对地直流电压 $U_E = \frac{V_{CC}}{2}$（使用万用电表测量 E 点对地电位）。

（2）从实验箱自带函数发生器中送出 1 000 Hz 正弦电压信号给功率放大器输入端，观察 OTL 甲乙类互补对称电路输出电压波形是否存在交越失真。调节函数发生器输出电压幅值，使信号逐渐由小变大，观察 OTL 甲乙类互补对称电路输出电压波形，当观察到输出波形的交越失真刚好消失时，恢复 $u_i = 0$，此时直流毫安表计数即为输出级静态电流。一般数值也应在 5~10 mA 左右，如过大，则要检查电路。

输出级电流调好以后，测量各级静态工作点，记入表 22-1 中。

3. 测量最大不失真输出功率与效率。

（1）调节输入电压幅度，使信号逐渐由小变大，观察 OTL 甲乙类互补对称电路的输出电压波形，当观察到输出波形的交越失真刚好消失时，用示波器测出最大不失真输出信

号的半峰值 U_{opm}，计算放大器最大不失真输出功率：$P_{omax} = \dfrac{u_o^2}{R_L} = \dfrac{1}{2} \cdot \dfrac{U_{opm}^2}{R_L}$

在上式中，输出电压有效值 u_o 与半峰值 U_{opm} 之间的关系为 $u_o = \dfrac{\sqrt{2}}{2}U_{opm}$。

（2）改变直流电源大小，使 $V_{CC} = 10$ V，调节电位器 R_P，使 E 点对地直流电压保持为 $U_E = \dfrac{V_{CC}}{2} = 5$ V，用同样方法测出最大不失真输出功率。

使 $V_{CC} = 8$ V，调节电位器 R_P，使 E 点对地直流电压保持为 $U_E = \dfrac{V_{CC}}{2} = 4$ V，用同样方法测出最大不失真输出功率。

（3）负载改接扬声器，按照前述方法分别测出 $V_{CC} = 12$ V、10 V、8 V 时的最大不失真输出功率。

（4）根据实验数据计算各种情况下放大器效率：$\eta = \dfrac{\pi}{4} \cdot \dfrac{U_{opm}}{V_{CC}}$。

4．将以上数据填入表 22-2 中。

【数据记录与处理】

1．简述功放电路的工作原理、性能参数，要求有必要的电路图。

2．计算出本实验电路在各种情况下的最大不失真功率及效率理论值，与实验结果进行比较，试分析理论与实际结果的差异原因。

表 22-1　静态工作点测量

$I_{c2} = I_{c3} = \underline{\hspace{2cm}}$ mA

	T_1	T_2	T_3
U_B（V）			
U_C（V）			
U_E（V）			

表 22-2　最大不失真输出功率与效率

测量参数		测量值			理论值	
R_L	V_{CC}	U_{opm}（V）	P_{omax}（W）	η	P_{omax}（W）	η
5.1 kΩ	12 V					
	10 V					
	8 V					
8 Ω	12 V					
	10 V					
	8 V					

实验 23　电压比较器

【实验目的】

1. 掌握电压比较器的电路结构及特点。
2. 掌握测试比较器的方法。

【实验器材】

DJ－A 型模拟电路实验箱、双踪示波器、数字式万用电表。

【实验原理】

比较器的功能是将输入信号与已知参考电压进行比较，并用输出电平的高、低来表示比较结果。在医学仪器的自动控制及自动测量系统中，比较器常常应用于越限报警、信号大小范围检测以及各种非正弦波的产生和变换等场合。

一、过零比较器

如图 23－1 所示为输入的过零比较器，利用两个背靠背的稳压管实现限幅。集成运放处于工作状态，由于理想运放的开环差模增益 $A_{od} = \infty$。

因此，当 $u_i < 0$ 时，$u_o = +U_{opp}$（为最大输出电压）$> U_z$，导致上稳压管导通，下稳压管反向击穿，$U_o = +U_z = +6\ \mathrm{V}$；当 $u_i > 0$ 时，$u_o = -U_{opp}$，导致上稳压管反向击穿，下稳压管导通，$U_o = -U_z = -6\ \mathrm{V}$，其比较器的传输特性如图 23－2 所示。

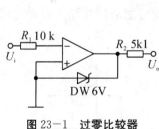

图 23－1　过零比较器

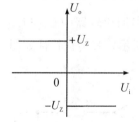

图 23－2　过零比较器传输特性

二、反相滞回比较器

滞回比较器是一个具有迟滞回环特性的比较器。图 23－3 所示为反相输入滞回比较器原理电路。

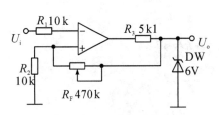

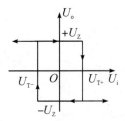

图 23-3　反相滞回比较器　　　　　　　　图 23-4　反相滞回比较器传输特性

由于比较器中的运放处于开环状态或正反馈状态，集成运放工作在饱和区，输出电压 U_o 与输入电压 U_i 不成线性关系。由于集成运放两个输入端之间的电压关系可近似为：$U_+ = U_- = U_i$。

设运放是理想的并利用叠加原理，则有

$$U_+ = \frac{R_F U_{REF}}{R_2 + R_F} + \frac{R_2 U_o}{R_2 + R_F}$$

根据输出电压 U_o 的不同值（U_Z 或 $-U_Z$），可求出上门限电压 U_{T+} 和下门限电压 U_{T-} 分别为：

$$U_{T+} = \frac{R_F U_{REF}}{R_2 + R_F} + \frac{R_2 U_Z}{R_2 + R_F}, \quad U_{T-} = \frac{R_F U_{REF}}{R_2 + R_F} - \frac{R_2 U_Z}{R_2 + R_F}$$

门限宽度或回差电压为：

$$\Delta U_T = U_{T+} - U_{T-} = \frac{2R_1 U_Z}{R_2 + R_F} \tag{23-1}$$

门限宽度 ΔU_T 的值取决于 U_Z 及 R_2、R_F 的值与参考电压 U_{REF} 无关，改变 U_{REF} 的大小可同时调节 U_{T+}、U_{T-} 的大小，滞回比较器的传输特性可左右移动，但滞回曲线的宽度将保持不变。

三、同相输入滞回比较器

如将反相输入滞回比较器中 U_i 与 U_{REF} 位置互换，就可组成同相输入迟滞比较器。电路原理如图 23-5 所示，其传输特性如图 23-6 所示。

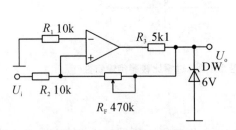

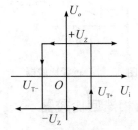

图 23-5　同相滞回比较器　　　　　　　图 23-6　同相滞回比较器传输特性

由于 $U_+ = U_- = 0$，再利用叠加定理可得：

$$U_+ = \frac{R_F U_i}{R_2 + R_F} + \frac{R_2 U_o}{R_2 + R_F} = 0$$

可推出：

$$U_i = -\frac{R_2}{R_F}U_o$$

其中 U_i 就是阈值，有：

$$U_{T+} = \frac{R_2}{R_F}U_Z, \quad U_{T-} = -\frac{R_2}{R_F}U_Z$$

所以：

$$\Delta U_T = U_{T+} - U_{T-} = 2\frac{R_2}{R_F}U_Z$$

【实验内容及步骤】

一、过零比较器

（1）按电路图 23－1 接线，经检查无误后打开电源，U_i 悬空时测 U_o 电压。

（2）将 U_i 输入 $f=500\,Hz$、有效值为 $1\,V$ 的正弦波，用双踪示波器观察 U_i 和 U_o，并记录波形。

（3）改变 U_i 幅值，观察 U_o 变化。

二、反相滞回比较器

（1）按电路图 23－3 接线，并调节电位器，使 $R_F = 100\,k\Omega$，U_i 接 DC 电压源，测出 $+U_{om} \rightarrow -U_{om}$ 时 U_i 的临界值。

（2）同上，测出由 $-U_{om} \rightarrow +U_{om}$ 时 U_i 的临界值。

（3）将 U_i 输入 $f=500\,Hz$、有效值为 $1\,V$ 的正弦波，用双踪示波器观察 U_i 和 U_o，并记录波形。

（4）调节电位器，使 $R_F = 200\,k\Omega$，重复上述实验。

三、同相滞回比较器

（1）按电路图 23－5 接线，参照上例实验，自拟实验步骤及方法。

（2）将结果与上例实验相比较，分析结果。

【数据记录与处理】

整理实验数据及波形图，自拟实验数据记录表格并填写、画图。

【思考题】

通过实验结果，思考几种比较器的特点及区别。

实验 24　差动放大器

【实验目的】

1. 了解差动放大器电路结构及调试方法。
2. 学习差动放大器电压放大倍数和共模抑制比的测量方法。

【实验器材】

DJ-A 型模拟电路实验箱、双踪示波器、数字式万用电表。

【实验原理】

放大或处理频率很低的低频信号或缓变直流信号时，要使用直流放大器，直流放大器级间必须直接耦合，这将引起"零点漂移"。抑制零点漂移的有效方法之一是采用一种特殊结构的放大器，即差动放大器。图 24-1 是常用的带恒流源的差动放大器，电路的结构是对称的，在电路中两个放大管的特性一致，对称的元件也完全相同。信号电压由两个基极输入，放大后的输出电压由两管的集电极输出。这种放大器的输出电压与两个输入端的输入信号之差成正比，所以叫差动放大器。

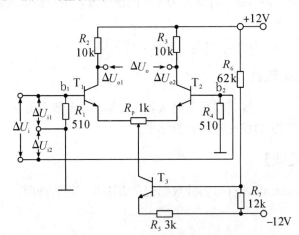

图 24-1　差动放大器实验电路图

一、电压放大倍数

差动放大器在双端输出信号情况下的差模放大倍数 A_V 为：

$$A_V = \frac{\Delta U_o}{\Delta U_i} = A_d = -\frac{\beta R_c}{r_{be}} \tag{24-1}$$

即差模电压放大倍数等于单管放大倍数。

二、抑制零点漂移的作用

差动放大器具有放大差模信号、抑制共模信号的作用。

因为电路是完全对称的，所以无论是温度的变化，还是电源电压的波动，都会引起两管集电极电流和集电极电压有相同的变化，即 $\Delta U_{c1} = \Delta U_{c2}$ 或 $\Delta U_{o1} = \Delta U_{o2}$。而输出电压 $\Delta U_o = \Delta U_{o1} - \Delta U_{o2}$，因此其中相同的变化量相互抵消，致使输出电压不变，从而抑制了零点漂移。

在两管共用一个射极电阻的情况下，由于差模信号在 R_e 两端引起的负反馈电压极性相反而抵消，故 R_e 对差模信号相当于短路不起作用；而共模信号在 R_e 两端引起的负反馈电压极性相同，因此使电流串联负反馈作用加倍。若双端输出放大的信号，共模抑制能力被大大加强；即使单端输出放大的信号，也有很好的共模抑制能力。

评价共模抑制能力的参数是共模抑制比 K_{CMRR}，它等于差模放大倍数与共模放大倍数之比，即：

$$K_{CMRR} = \left| \frac{A_d}{A_c} \right| \qquad (24-2)$$

【实验内容及步骤】

实验电路如图 24-1 所示，照图连接电路，经检查无误后，打开电源。

一、测量静态工作点

1. 调零：将输入端短路并接地，接通直流电源，调节电位器 R_P 使双端输出电压 $U_o = 0$ V。

2. 测量静态工作点：测量三极管 T_1、T_2、T_3 各极对地电压，并填入表 24-1 中。

二、测量差模电压放大倍数

在输入端加入直流电压信号 $U_{id} = \pm 0.1$ V，按表 24-2 要求测量并记录，由测量数据算出单端和双端输出的电压放大倍数。

注意：先调好直流信号源的 OUT1 和 OUT2，使其分别为 +0.1 V 和 -0.1 V，再接入 U_{i1} 和 U_{i2}。

三、测量共模电压放大倍数

将输入端 b1、b2 短接，接到信号源的输入端，信号源另一端接地。直流信号源分别接 OUT1 和 OUT2，分别测量并填入表 24-2。由测量数据算出单端和双端输出的电压放大倍数，进一步算出共模抑制比 $K_{CMRR} = \left| \frac{A_d}{A_c} \right|$。

四、在实验板上组成单端输入的差放电路进行实验

（1）将 b2 接地，组成单端输入差动放大器，从 b1 端输入直流信号 $U_i = \pm 0.1$ V，测量单端及双端输出，记录输出电压值并记入表 24-3。计算单端输入时的单端及双端输出

的电压放大倍数，并与双端输入时的单端及双端差模电压放大倍数进行比较。

（2）从 b1 端加入正弦交流信号 $U_i = 0.05$ V（$f = 1\,000$ Hz），分别测量、记录单端及双端输出电压，填入表 24-3 中，并计算单端及双端的差模放大倍数。

注意：输入交流信号时，用示波器观察 U_{c1}、U_{c2} 波形，若有失真现象时，可减小输入电压值，使 U_{c1}、U_{c2} 都不失真为止。

【数据记录与处理】

根据实验内容及步骤中测得的数据填入相应表格，计算电压放大倍数、共模抑制比等，作出结论。

表 24-1 静态工作点测量

对地电压	U_{c1}	U_{b1}	U_{e1}	U_{c2}	U_{b2}	U_{e2}	U_{c3}	U_{b3}	U_{e3}
测量值（V）									

表 24-2 电压放大倍数测量

测量及计算值 / 输入信号 U_i	差模输入						共模输入						共模抑制比 K_{CMRR} 计算值
	测量值（V）			计算值（V）			测量值（V）			计算值（V）			
	U_{c1}	U_{c2}	$U_{c双}$	A_{d1}	A_{d2}	$A_{d双}$	U_{c1}	U_{c2}	$U_{c双}$	A_{c1}	A_{c2}	$A_{c双}$	
+0.1 V													
−0.1 V													

表 24-3 单端输入电路的电压放大倍数

测量及计算值 / 输入信号	电压值（V）			放大倍数		
	U_{c1}	U_{c2}	$U_{c双}$	A_{d1}	A_{d2}	$A_{d双}$
直流+0.1 V						
直流−0.1 V						
正弦信号（50 mV、1 kHz）						

【思考题】

1. 为什么测双端输出电压时不能只用一个探头接到两管的集电极进行测量？
2. 通过本次实验，你对差动放大器的规律有哪些认识？总结出差动放大器的规律。

实验 25 文氏桥振荡器

【实验目的】

1. 掌握桥式 RC 正弦波振荡器的电路构成及工作原理。

2. 熟悉正弦波振荡器的调整、测试方法。

3. 观察 RC 参数对振荡频率的影响，学习振荡的测定方法。

【实验仪器】

DJ－A2 型模拟电路实验箱、双踪示波器、数字式万用表。

【实验原理】

文氏桥振荡器是 RC 正弦波振荡器的一种，又称为"RC 串并联正弦波振荡器"。典型电路如图 25－1 所示。

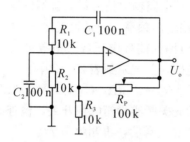

图 25－1 文氏桥振荡电路

其中 C_1、R_1、C_2、R_2 组成 RC 串并联选频网络，该网络同时又是反馈网络；其输入信号 $\dot{U}_1$ 就是从放大器输出端取出的反馈信号，其输出信号 $\dot{U}_2$ 又送回放大器输入端作为放大器的输入信号，所以在 $R_1=R_2=R$，$C_1=C_2=C$ 时，该网络的反馈系数为：

$$\dot{F} = \frac{\dot{U}_2}{\dot{U}_1} = \frac{1}{3+j\left(\omega RC - \frac{1}{\omega RC}\right)} \tag{25-1}$$

设 $\omega_0=\frac{1}{RC}$，可得 RC 串并网络的幅频特性和相频特性分别为：

$$F = \frac{1}{\sqrt{3^2 + (\frac{\tilde{\omega}}{\tilde{\omega}_0} - \frac{\tilde{\omega}_0}{\tilde{\omega}})^2}} \tag{25-2}$$

$$\varphi_F = -\arctan\frac{\frac{\tilde{\omega}}{\tilde{\omega}_0} - \frac{\tilde{\omega}_0}{\tilde{\omega}}}{3} \tag{25-3}$$

当 $\omega=\omega_0=\frac{1}{RC}$，即 $f=f_0=\frac{1}{2\pi RC}$ 时，

$$F = F_{max} = \frac{1}{3} \tag{25-4}$$

$$\varphi_F = 0 \tag{25-5}$$

由于放大器是两级反相放大器组成的同相放大器，即 $\varphi_K=0$，因此，该反馈环路对于频率为 f_0 的正弦信号形成正反馈；当放大器的放大倍数 $K=3$ 时，该反馈环路满足产生自激振荡的振幅平衡条件 $FK=1$，从输出端即可获得频率为 f_0 的正弦信号。当然，要起振，需满足 FK 大于 1 的起振条件，这就要求起振时，放大器的放大倍数应大于 3。因同

相比例运算电路的电压放大倍数为 $A_{uf} = 1 + \dfrac{R_f}{R_i}$，因此实际振荡电路中负反馈支路的参数应满足以下关系：

$$R_f > 2R_i \qquad\qquad (25-6)$$

【实验内容与步骤】

1. 按图 25-1 接线，经检查无误后方可接通电源。用双踪示波器分别观察集成运放的输入和输出端波形。

2. 调整电阻器 R_P，使振荡电路输出波形最大且不失真。

3. 用频率计测出上述电路输出频率，记录到表 25-1 中，并与理论估算值比较。

4. 测定运算放大器放大电路的闭环电压放大倍数 A_{uf}。利用数字式万用表测量集成运放同相输入端和输出端的电压，并记录到表 25-2 中。

5. 改变振荡频率。令 $R_1 = R_2 = 20\,k\Omega$，$C_1 = C_2 = 200\,nF$，重复上述 2~4 步骤。

注意：改变参数前，必须先关断实验箱电源开关，检查无误后再接通电源，测 f_0 之前，应适当调节 R_P 使 U_o 无明显失真后，再测频率 f_0。

6. 自拟详细步骤，测定 RC 串并联网络的幅频特性曲线。

【数据记录与处理】

表 25-1　振荡频率数据记录表

序号	R_1、R_2	C_1、C_2	理论振荡频率	实测振荡频率	百分误差
1					
2					

表 25-2　电压放大倍数记录表

序号	输入电压	输出电压	理论放大倍数	实测放大倍数	百分误差
1					
2					

1. 电路中哪些参数与振荡频率有关？以理论估算值为标准，计算振荡频率的实测值与理论估算的百分误差，分析产生误差的原因。

2. 总结改变负反馈深度对振荡器起振的幅值条件及输出波形的影响。

【思考题】

1. 若元件完好，接线正确，电源电压正常，而 $U_o = 0\,V$，原因何在，应怎么解决？

2. 虽有输出但出现明显失真，应如何解决？

实验 26　晶体管直流稳压电源

【实验目的】

1. 研究稳压电源的主要特性，掌握串联稳压电路的工作原理。
2. 掌握晶体管串联型直流稳压电源的调试及测量方法。

【实验器材】

DJ-2A 模拟电路实验箱、数字式万用电表。

【实验原理】

　　许多电子电路都需要直流电源提供能量。虽然有些情况下可以使用化学电池作为直流电源，但是大多数情况下是利用民用电网提供的交流电经过转换而得到直流电源。这个转换一般分为变压、整流、滤波、稳压四个部分。稳压部分通过四个环节来实现稳压目的：调节环节、基准环节、比较放大器和取样电路，如图 26-1 所示。当电网电压或负载变化引起输出电压 U_o 变化时，取样电路取出输出电压 U_o 的一部分送入比较放大器与基准电压 U_z 进行比较，并将其变化量放大后去控制调整管的基极电流，使调整管的集-射极电压补偿输出电压 U_o 的变化，从而保持输出电压的稳定。

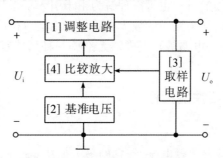

图 26-1　稳压电路部分组成框图

　　下面就 DJ-2A 模拟电路实验箱中串联稳压电路模块的组成和工作原理以及相关参数进行简介。

一、串联稳压电路模块

串联稳压电路如图 26-2 所示。

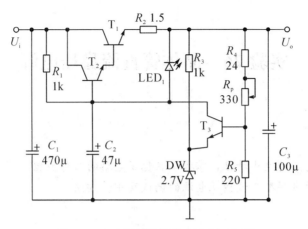

图 26-2 串联型晶体管直流稳压电路

（一）输出电压的调节

输出电压的调节是通过改变放大电路的放大倍数来实现的。为了使电路能实现放大，放大器应工作在放大状态。很容易得出：

$$\frac{R_4 + R_5 + R_p}{R_5 + R_p}(U_Z + U_{be2}) \leqslant U_o \leqslant \frac{R_4 + R_5 + R_p}{R_5}(U_Z + U_{be2}) \qquad (26-1)$$

（二）稳压工作原理

1. 当电网电压波动的时候，由于稳压管的稳压作用，使放大器的输入电压 U_Z 基本稳定，则稳压管的输出电压基本不变。变化的电压降到调整管的 c-e 极之间了。

2. 当负载变化时，如果负载变小，使 U_o 下降，则 $U_o\downarrow \to U_B\uparrow \to U_o(U_E)\uparrow$，使 U_o 基本稳定在原来的数值上。上面的过程也可以理解为由于引入了很强的负反馈使得输出电阻大大减小。需要注意的是，稳压电路中的放大电路可以由运放构成也可以由晶体管放大电路（如共射放大电路、差动放大电路等）组成，无论哪一种形式都是引入负反馈使得输出稳定的。

二、稳压电源的主要性能指标

（一）特性指标

1. 输出电流 I_L（即额定负载电流）。它的最大值决定于调整管最大允许功耗 P_{CM} 和最大允许电流 I_{CM}。要求：$I_L(U_{imax} - U_{omin}) \leqslant P_{CM}$，$I_L \leqslant I_{CM}$ 式中 U_{imax} 是输出电压的最大可能值，U_{omin} 是输出电压的最小可能值。

2. 输出电压 U_o 和输出电压调节范围。在固定的基准电压条件下，改变取样电压就可以调节输出电压。

（二）质量指标

1. 稳压系数 S：当负载不变时，输出电压相对变化量与输入电压的相对变化之比为稳压系数 S，即：

$$S = \left.\frac{\dfrac{\Delta U_o}{U_o}}{\dfrac{\Delta U_i}{U_i}}\right|_{R_L = C} \qquad (26-2)$$

其中 C 为常数。S 用于衡量稳压部分的输入电压 U_i 的变化对输出电压 U_o 的影响程度，通常 S 约为 $10^{-2} \sim 10^{-4}$。此外常用电网电压变化 $\pm 10\%$ 时，输出电压的相对变化量来表示稳压器对电网交流电压变化的适应程度，称为电压调整率 S_D，即：

$$S_D = \frac{\Delta U_o}{U_o} \times 100\% \bigg|_{\Delta I_o = 0} \tag{26-3}$$

2. 动态内阻：用于衡量负载电流变化对输出电压影响的指标。定义为：当输入电压不变时，输出电压变化量 ΔU_o 与输出电流变化量 ΔI_o 的比值，即：

$$r_o = \frac{\Delta U_o}{\Delta I_o} \bigg|_{\Delta U_i = 0} \tag{26-4}$$

一般稳压电源的内阻 r_o 约为 $1 \sim 10^{-2}\ \Omega$。

3. 纹波电压：稳压电源的输出电压中常有交流电压的分量，通常称为纹波电压。一般稳压器的最大纹波电压为毫伏数量级。

【实验内容和步骤】

一、静态测试

1. 看清楚实验电路板的接线，查清引线端子。

2. 按照图 26-2 接线，将负载 R_L 开路，即稳压电源空载。

3. 将 +5 V~+27 V 电源调到 9 V，接到 U_i 端，再调电位器 R_P，使得 $U_o = 6$ V。测量各三极管的 Q 点。

4. 调试输出电压调节范围。调节 R_P，观察输出电压 U_o 的变化情况，记录 U_o 的最大值和最小值。

二、动态测试

1. 测量电源稳压特性。使稳压电源处于空载状态，改变可调电源电位器，模拟电网电压波动 $\pm 10\%$，即 U_i 由 8 V 变到 10 V，测量相应的 ΔU_o，根据式（26-2）计算稳压系数。

2. 测量稳压电源内阻。稳压电源的负载电流 I_L 由空载变化到额定值 $I_L = 100$ mA 时，测量输出电压 U_o 的变化即可求出电源内阻 $r_o = \left| \frac{\Delta U_o}{\Delta I_L} \times 100\% \right|$。测量过程中，使 $U_i = 9$ V 保持不变。

三、输出保护

1. 在电源输出端接上负载 R_L 同时串接电流表，并用电压表监视输出的电压，逐渐减小 R_L 值，直到短路，注意 LED 发光二极管逐渐变亮。记录此时的电压、电流值。

2. 逐渐加大 R_L 值，观察并记录输出电压、电流值。注意：此实验内容短路时间尽量短（不超过 5 秒），以防止元器件过热损坏。

【实验记录及处理】

1. 对静态调试及动态测试进行总结。

2. 计算稳压电源内阻以及稳压系数。

3. 对部分思考题进行讨论。

【思考题】

1. 调节 R_L 时，T_3 的发射极电位如何变化？电阻 R_L 两端电压如何变化？

2. 如果把 C_3 去掉（开路），输出电压将如何？

3. 这个稳压电源中哪个三极管消耗的功率大？

4. 如何改变电源保护值？

实验 27 有源滤波器

【实验目的】

1. 熟悉有源滤波器构成及其特性。

2. 掌握测量有源滤波器幅频特性的方法。

【实验仪器】

DJ－A2 型模拟电路实验箱、双踪示波器、数字式万用表。

【实验原理】

滤波器是一种能使某一部分频率比较顺利地通过而另一部分频率受到较大衰减的装置。常用在信息的处理、数据的传送和干扰的抑制等方面。

一、低通滤波器

如图 27－1 所示为二阶有源滤波器。电路中第一级的电容器接到了输出端，为电路引入适量的正反馈，目的是为了使输出电压在高频段迅速下降，而在接近截止频率 ω_0 的范围内输出电压又不至于下降过多，从而有利于改善滤波特性。电路性能参数如下：

$A_0 = 1 + \dfrac{R_F}{R_i}$，二阶低通滤波器的通带增益。

$f_0 = \dfrac{1}{2\pi RC}$，截止频率，它是二阶低通滤波器通带与阻带的界限频率。

$Q = \dfrac{1}{3 - A_0}$，品质因数，它的大小影响低通滤波器在截止频率处幅频特性的形状。

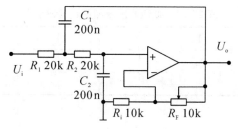

图 27−1　低通滤波器

二、高通滤波器

将低通滤波器中起滤波作用的 R、C 互换，即可变成高通滤波电路。高通滤波器性能与低通滤波器相反，其频率响应和低通滤波器是"镜像"关系，仿照低通滤波器的分析方法，不难求得高通滤波器的幅频特性。

三、带阻滤波器

带阻滤波器是在规定的频带内信号不能通过（或受到很大衰减），而在其余频带范围，信号则能顺利通过。

将低通滤波器和高通滤波器进行组合，即可获得带阻滤波器。

电路性能参数如下：

通带增益 $A_0 = 1 + \dfrac{R_F}{R_i}$；

中心频率 $f_0 = \dfrac{1}{2\pi RC}$；

阻带宽度 $B = 2(2 - A_0) f_0$；

品质因数 $Q = \dfrac{1}{2\,(2 - A_0)}$。

【实验内容及步骤】

一、低通滤波器

1. 按图 27−1 所示连接实验电路，其中反馈电阻 R_F 选用 10 kΩ 电位器，5.7 kΩ 为设定值。检查无误后接通电源。

2. 计算截止频率。

3. 测量电路幅频特性。

调整输入信号电压为 1 V，从低频逐渐增加信号频率，并测量出相应的输出电压，记录到表 27−1 中。注意，在中心频率附近时频率点可适当多取一些点，表格不够可自行添加。

表 27－1　低通滤波器测量数据记录表

U_i (V)	1	1	1	1	1	1	1	1	1	1
f（Hz）										
U_o（V）										

二、高通滤波器

1. 按图 27－2 所示连接实验电路。检查无误后接通电源。

2. 计算截止频率。

3. 测量电路幅频特性。

调整输入信号电压为 1 V，从低频逐渐增加信号频率，并测量出相应的输出电压，记录到表 27－2 中。注意，在中心频率附近时频率点可适当多取一些点，表格不够可自行添加。

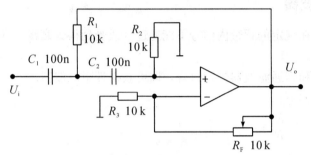

图 27－2　高通滤波器

表 27－2　高通滤波器测量数据记录表

U_i（V）	1	1	1	1	1	1	1	1	1	1
f（Hz）										
U_o（V）										

三、带阻滤波器

1. 按图 27－3 所示正确接线，经检查无误后方可接通电源。

2. 计算电路的中心频率。

3. 测量电路幅频特性。

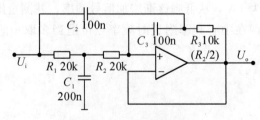

图 27－3　带阻滤波器

以实测中心频率为中心点，调整输入信号电压为 1 V，逐渐改变信号频率，并测量出相应的输出电压，记录到表 27-3 中。注意，在中心频率附近时频率点可适当多取一些点，表格不够可自行添加。

表 27-3　带阻滤波器测量数据记录表

U_i (V)	1	1	1	1	1	1	1	1	1	1
f (Hz)										
U_o (V)										

【数据记录与处理】

1. 整理实验数据，画出各电路曲线，并与计算值对比分析误差。注意横坐标（频率）采用对数坐标。

2. 如何组成带通滤波器？试设计一中心频率为 300 Hz，带宽为 200 Hz 的带通滤波器。

实验 28　比例求和运算电路

【实验目的】

1. 在熟悉理论的基础上进一步理解运算放大电路的基本性质和特点。
2. 熟悉由运算放大器组成的比例、加法、减法、积分、微分等基本运算。
3. 掌握几种基本运算的调试和测试方法。

【实验器材】

DJ-A2 实验电路箱、双踪示波器、数字式万用表。

【实验原理】

集成运放电路是一种高放大倍数、高输入阻抗、低输出阻抗的直接耦合多级放大电路。外接深度负反馈后，集成运算放大器将工作在线性范围，其输出电压 U_o 与输入电压 U_i 的运算关系仅决定于外接反馈网络与输入端阻抗的连接方式，而与运放大器本身无关。改变反馈网络与输入端外接阻抗的形式和参数，即能对 U_i 进行各种基于模拟量的数学运算。

集成运算放大器及其外围电路可组成跟随、倒相、比例、算术运算（加、减、乘、除）、微分、积分、对数、反对数等电子模拟运算电路，也可组成波形发生器，获得正弦波、矩形波、三角波和锯齿波。在信号处理方面，可实现幅度比较、幅度选择、采样保持、有源滤波等。

由于实际运算放大器的性能比较接近理想运算放大器的性能，故在一般分析讨论中，理想运算放大器工作在线性区的三条基本结论也是普遍适用的：①开环电压增益无穷大，即 $A_{od} \to \infty$；②运放两个输入端之间的差模输入电压为零：$U_+ = U_-$（虚短）；③运算放大器两个输入端的输入电流为零：$I_+ = I_- = 0$（虚断）。

一、反相比例运算电路

反相比例运算电路如图 $28-1$ 所示，由虚断原则可知流入同相端的电流为零，因此 $U_+ = 0$，所以反相输入端为"虚地"点，且有净输入电流 $I_i' = 0$，故：

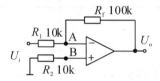

图 $28-1$　反相比例放大电路

$$I_i = I_f$$

$$U_o = -\frac{R_f}{R_1} U_i \Rightarrow A_f = -\frac{R_f}{R_1}$$

二、反相加法运算电路

反相加法运算电路如图 $28-2$ 所示。电路的函数关系式为：

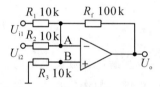

图 $28-2$　反相加法放大电路

$$U_o = -\left(\frac{R_f}{R_1} U_{i1} + \frac{R_f}{R_2} U_{i2}\right)$$

若取 $R_1 = R_2 = R_3 = R$，则有：

$$U_o = -\frac{R_f}{R_1}(U_{i1} + U_{i2})$$

运算中，改变某一路信号的输入电阻时，不会影响其他输入电压与输出电压的比例关系，因而调节方便。

三、双端输入求和放大电路

双端输入求和放大电路即为减法运算电路，如图 28-3 所示。该电路运算关系为：

$$U_o = U_{i2} - U_{i1}$$

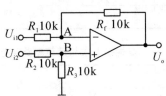

图 28-3　双端输入求和放大电路

【实验内容及步骤】

一、反相比例运算实验步骤

1. 对照实验电路图 28-1，按参数要求连接线路，经检查无误后，打开电源。
2. 用数字式万用电表分别测量输入和输出电压值，将以上数值对应填入表 28-1 中。

二、反相加法运算实验步骤

1. 对照实验电路图 28-2，按参数要求连接线路，经检查无误后，打开电源。
2. 先用数字式万用电表测量输入电压 U_{i1}、U_{i2} 的值，然后用短导线将 U_{i1}、U_{i2} 连接到电路中，再用数字式万用电表测量输出电压 U_o 值，把以上数据对应填入表 28-2 中。该电路运算关系为：

$$U_o = -\frac{R_f}{R_1}(U_{i1} + U_{i2}) = -10(U_{i1} + U_{i2})$$

三、双端输入求和运算实验步骤

1. 对照实验电路图 28-3，按参数要求连接线路，经检查无误后，打开电源。
2. 先用数字式万用电表测量输入电压 U_{i1}、U_{i2} 的值，然后用短导线将 U_{i1}、U_{i2} 连接到电路中，再用数字式万用电表测量输出电压 U_o 值，把以上数据对应填入表 28-3。

【数据记录与处理】

针对不同的实验步骤，计算出实验结果，并与理论计算值相比较。

表 28-1　反相比例运算电路实验数据

U_i（V）	-0.8	-0.4	-0.2	0	+0.2	+0.4	+0.8
U_o（V）							
$U_{o理论值}$（V）							

表 28−2　反相加法运算电路实验数据

U_{i1}（V）							
U_{i2}（V）							
U_o（V）							
$U_{o理论值}$（V）							

表 28−3　双端输入求和运算电路实验数据

U_{i1}（V）							
U_{i2}（V）							
U_o（V）							
$U_{o理论值}$（V）							

【注意事项】

因本实验所用电源电压为 12 V，运放电路最大输出电压为电源电压，而外围电阻比为 10，故实验过程中应将输入电压保持在 1 V 以内，以确保集成运放电路的安全。

实验 29　积分与微分电路

【实验目的】

1. 掌握使用集成运算放大器构成积分与微分电路的方法。
2. 了解积分与微分电路的特点及性能。

【实验器材】

模拟电子实验箱、双踪示波器、数字式万用表。

【实验原理】

一、积分电路

积分电路是模拟计算机中的基本单元。利用它可以实现对微分方程的模拟，同时它也是控制和测量系统中的重要单元。利用它的充放电过程，可以实现延时、定时以及产生各种波形。

图 29−1 所示的积分电路与反相比例放大器的不同之处是用 C 代替反馈电阻 R_f，利用虚地的概念可知：

$$i_i = \frac{U_i}{R} \tag{29-1}$$

$$U_o = -V_C = -\frac{1}{C}\int i_C \mathrm{d}t = -\frac{1}{RC}\int U_i \mathrm{d}t \qquad (29-2)$$

即输出电压与输入电压成积分关系。

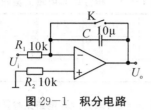

图 29-1 积分电路

二、微分电路

微分电路是积分电路的逆运算。图 29-2 为微分电路图，它与积分电路的区别仅在于电容 C 的位置变化了。利用虚地的概念则有：

$$U_o = -i_R R = -i_C R = -RC\frac{\mathrm{d}V_C}{\mathrm{d}t} = -RC\frac{\mathrm{d}U_i}{\mathrm{d}t} \qquad (29-3)$$

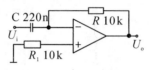

图 29-2 微分电路

【实验内容】

一、积分电路

实验电路如图 29-1 所示。

1. 取 $U_i = -1\,\mathrm{V}$，断开开关 K（开关 K 用一连线代替，拔出连线一端作为断开）。用示波器观察 U_o 变化。

2. 测量饱和输出电压及有效积分时间。

3. 将图 29-1 中积分电容改为 $0.1\,\mu\mathrm{F}$，断开 K，U_i 分别输入 100 Hz、幅值为 2 V 的方波和正弦波信号，观察 U_i 与 U_o 大小及相位关系，并记录波形。

4. 改变图 29-1 电路的频率，观察 U_i 与 U_o 的相位、幅值关系。

二、微分电路

实验电路如图 29-2 所示。

1. 输入有效值为 1 V 的正弦波信号，用示波器观察 U_i 与 U_o 波形并测量输出电压。

2. 改变正弦波频率（取 20 Hz～400 Hz），观察 U_i 与 U_o 的相位、幅值变化情况并记录。

3. 输入方波（$f = 200\,\mathrm{Hz}$，$V = \pm5\,\mathrm{V}$），用示波器观察 U_o 波形。按上述步骤重复实验。

【数据记录与处理】

表 29-1　积分运算电路实验数据

t (s)	0	5	10	15	20	25	30	35
$-U_o$ (V)								
$U_{o理论值}$ (V)								

表 29-2　微分运算电路实验数据

t (s)	0	5	10	15	20	25	30	35
$-U_o$ (V)								
$U_{o理论值}$ (V)								

1. 整理实验中的数据及波形，总结积分、微分电路特点。
2. 分析实验结果与理论计算的误差原因。

附：模拟电路实验箱模块布局图

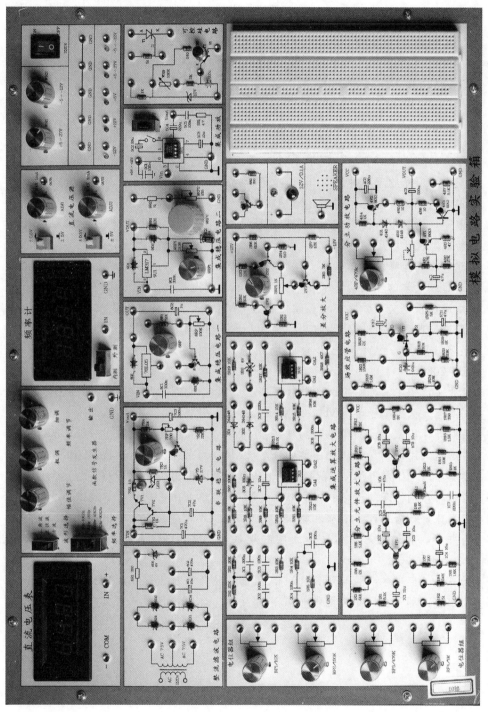

参 考 文 献

[1] 程守洙，江之永. 普通物理学 [M]. 第 5 版. 北京：高等教育出版社，1998.

[2] 褚圣麟. 原子物理学 [M]. 北京：高等教育出版社，2002.

[3] 侯俊玲，孙铭. 物理学实验 [M]. 北京：科学出版社，2003.

[4] 侯淑莲，谢寰彤. 医学影像原理与实验 [M]. 北京：人民卫生出版社，2007.

[5] 胡新珉. 医学物理学 [M]. 第 6 版. 北京：人民卫生出版社，2004.

[6] 黄建群，胡险峰，雍志华. 大学物理实验 [M]. 成都：四川大学出版社，2005.

[7] 姜永超. 大学物理实验 [M]. 北京：中国农业出版社，2006.

[8] 姜远海，霍纪文，尹立志. 医学传感器 [M]. 北京：科学出版社，1997.

[9] 喀蔚波. 物理实验 [M]. 北京：北京大学医学出版社，2003.

[10] 李銮，张炜，纪承寅. 大众心电图普及读本 [M]. 北京：军事医学科学出版社，2002.

[11] 凌亚文，华中文，史彭. 大学物理实验 [M]. 北京：科学出版社，2005.

[12] 刘鸿莲. 医用电子学 [M]. 北京：人民卫生出版社，2004.

[13] 吕斯骅，段家低. 新编基础物理实验 [M]. 北京：高等教育出版社，2006.

[14] 潘志达，洪洋，杨继庆. 医学物理学 [M]. 北京：科学出版社，2007.

[15] 秦曾煌. 电工学 [M]. 第 4 版. 北京：高等教育出版社，1997.

[16] 唐献麟，刘保东. 心电技术 100 问 [M]. 哈尔滨：黑龙江科学技术出版社，1987.

[17] 王惠棣，任隆良，谷晋骐. 物理实验 [M]. 天津：天津大学出版社，1989.

[18] 肖井华，蒋达娅，陈以方. 大学物理实验教程 [M]. 北京：北京邮电大学出版社，2005.

[19] 杨占民. 电磁学实验与研究 [M]. 贵阳：贵州科技出版社，1998.

[20] 周永昌，郭万全. 超声医学 [M]. 第 4 版. 北京：科学技术文献出版社，2002.